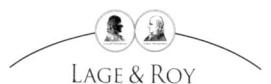

Die Lehre der Heilkräfte - Miasmen

Ravi Roy

Aufbruch ins Bewußtsein

Die sieben Ursachen aller Krankheiten
und ihre Auflösung

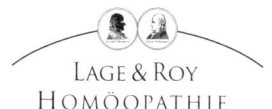

LAGE & ROY
HOMÖOPATHIE

Titel: **Aufbruch ins Bewußtsein,** Ravi Roy
Reihe: **Die Lehre der Heilkräfte - Miasmen**

1. Auflage Juli 2009
Vormaliger Titel: Das Wesen der Miasmen - Homöopathischer Ratgeber Nr. 17
ISBN 978-3-929-108-2-17

© Lage & Roy Verlag für homöopathische Literatur
D-82418 Murnau-Hagen · Burgstraße 8 · Tel. 08841-4455
verlag@lage-roy.de · www.lage-roy.de

Alle Rechte vorbehalten. Das Werk darf – auch auszugsweise –
nur mit Genehmigung des Verlags wiedergegeben werden.

Titelbild „Der Bronzeengel auf der Engelsburg in Rom"
mit freundlicher Genehmigung von:
Vendita esclusiva „Studio d'autore" Libreria die Cesare D'Onofrio
Via S. Ignazio 10 · 00186 Roma

Inhalt

Vorwort 7

Zum allgemeinen Verständnis 13
Hahnemanns Entdeckung der ersten drei Miasmen 13
Woher kommt der Begriff Miasma? 15
Weiterentwicklung der sieben Miasmen 17
Meine These der Entstehung von Krankheiten 20

Allgemeine Regeln für die kontemplativen Übungen 29

Die Psora 33

Die Sykose 55

Die Syphilis 72

Die Tuberculose 90

Die Carcinose 110

Die Ambrosis (Pseudo-Sykose) 132

Lyssinus (Pseudo-Syphilis) 148

Anhang - Test zum Erkennen der aktiven Miasmen 171

VORWORT

Liebe Leser!

Dieses Buch handelt von den Grundursachen, in der Homöopathie Miasmen genannt, die die Menschheit seit eh und je plagen. Es gibt sieben Grundrichtungen, die jeder in sich trägt. Ziel des Buches ist es, das Wesen der Miasmen in ihrem Kern darzustellen. Diese Darstellung soll Ihnen dazu dienen, das oder die aktiven bzw. vordergründigen Miasmen in sich zu erkennen und die Problematik zu verarbeiten. Ein Fragebogen im Anhang erleichtert Ihnen die Aufdeckung der gerade aktiven Krankheitsursache bei sich. Jedes Miasma hat eine positive (heile) Seite und eine negative (krankhafte) Seite. Im Anschluss an die Beschreibung jedes Miasma, zeige ich Ihnen, wie Sie die negative Seite mit Hilfe praktischer Übungen bei sich in das Positive umwandeln können.

Das Buch bringt allen Menschen, aber besonders Therapeuten und Homöopathen, die anderen helfen wollen, die tiefen Krankheitsursachen bei sich ins Bewusstsein zu bringen und aufzulösen, neue und sehr gut in die Praxis umsetzbare Erkenntnisse.
Die Darstellung in diesem Buch enthält jedoch kein homöopathisches Wissen über die Behandlung mit Mitteln. Die Verzweigung und die Thematik der Miasmen ist unvorstellbar vielschichtig; wir gehen hier nur auf die geistig-philosophischen Hintergründe der Krankheitsursachen ein. Der Zweck des Buches liegt darin, Verständnis über die Miasmen zu vermitteln und zu erfahren, in welcher Weise sie im täglichen Leben auftreten und wie Sie mit ihnen umgehen können. Die Behandlung der Miasmen, der tiefliegenden

VORWORT

Krankheitsursachen, mit homöopathischen Mitteln ist der Kern der homöopathischen Therapie.

In der Homöopathie sind alle Krankheitsäußerungen – ob akut oder chronisch – ganz bestimmten tiefliegenden Ursachen zuzuordnen, die wir Miasmen nennen. Die miasmatische Krankheitslehre ist ein sehr großes Gebiet und nicht Thema dieses Ratgebers. In der Homöopathie werden Krankheiten anders betrachtet als bei Therapierichtungen, die nicht die Krankheitsursache behandeln, wie vor allem die Schulmedizin. Es sind nicht direkt die Krankheitsnamen (z.b. Parkinson), die einem Miasma zugeordnet werden, sondern die wesentlichen Symptome des krankhaften Prozesses (z.b. das Zittern). Der Begriff `Pathologie´ bedeutet die Gesamtentwicklung einer Krankheit mit ihren vielen Facetten. Das ist ein sehr mannigfaltiger Prozeß. Die Schulmedizin hat den Begriff Pathologie sehr begrenzt, indem sie sich bei der Therapie nur auf Endresultate (Diagnose = genaue Bezeichnung des Krankheitsnamens) bezieht.

In der Homöopathie dagegen nimmt der präventive Bereich bei der Behandlung einen großen Raum ein. Wenn der Mensch sich in seinem Wesen mit seinen Stärken und Schwächen erkennt, kann er sogar ererbten krankhaften Belastungen entgegen wirken, so dass auch schwere Krankheiten gar nicht erst ausbrechen.
Wie der Mensch durch bewußte Arbeit an sich selbst seine Gesundheit und seine Lebensqualität - trotz erblicher Belastungen - verbessern kann, erfährt der Leser in diesem Buch.

VORWORT

Die homöopathische Behandlung nach Hahnemann behält immer den miasmatischen Hintergrund im Auge. Jeder therapeutische Einsatz hat das Ziel, auf der vom Patienten vorgegebenen Ebene (körperlich, geistig, seelisch), den Griff des Miasmas mit seinen verschiedenen negativen Auswirkungen zu lösen. So wird der Weg vorbereitet, um dem Miasma auf der nächst tieferen Ebene zu begegnen. Dieser Einsatz ist nicht nur mit homöopathischen Mitteln möglich, sondern es gibt auch andere, sehr effektive Möglichkeiten der Heilung. Eine hohe Effektivität ist jedoch nur dann gegeben, wenn wir unseren Gegner (die Miasmen) genau verstehen. Das Problem bei allen Mißverständnissen über die Miasmen ist, dass sie als Fremdkörper betrachtet werden, welche von außen in den Menschen eindringen. Die Vorstellung, Krankheitserreger seien unsere Feinde, die uns von außen bedrohen, ist jedoch eine allopathische und materialistische Anschauung, keine homöopathische. Die Miasmen sind nämlich eine Verdrehung bzw. Verstimmung des Göttlichen, die der Mensch selber in sich verursacht. Deswegen können wir das Problem erst dann richtig verstehen, wenn wir damit beginnen, das Miasma durch das Göttliche zu ersetzen, bzw. es mit dem Göttlichen in das Göttliche umzuwandeln. Dies ist dann die Vorbereitung, um das ganze Feld der Miasmen in seinen Einzelheiten zu verstehen und umzuwandeln.

Wir empfehlen deshalb, dieses Buch von Anfang bis Ende wie die Geschichte der Menschheit zu lesen. Das Wesen des einzelnen Miasmas bedingt die individuelle Art des Beschreibens. Sie gehört zur Essenz des jeweiligen Miasmas.

VORWORT

Dieses Buch ist das Resultat von über 40 Jahren intensiver Forschung und Arbeit mit den Miasmen. Alles begann, als ich 18 Jahre alt war. Zwar war ich durch mein Elternhaus von Geburt an mit dem Geist der Homöopathie vertraut, trotzdem war die anstehende Enthüllung jenseits all meiner Vorstellungen.

Es war ein warmer Frühlingstag im Jahr 1968 als mein Freund mich bat, ihn homöopathisch zu behandeln. Ich wußte damals noch nicht, dass Homöopathie meine Berufung ist, obwohl ich von oben so sicher geführt wurde, dass ich alles unbewußt richtig machte, um mich dafür vorzubereiten. Ohne auch nur eine Sekunde darüber nachzudenken, erklärte ich mich bereit, meinen Freund zu behandeln. Nun wurde mir jedoch bewusst, dass es keine einfache Sache war, sondern eine tiefere chronische (keine akute) Angelegenheit, für die ich mir das entsprechende Wissen erst aneignen müsste. Für mich war klar, dass dafür nur ein Buch in Frage kam: „Die chronischen Krankheiten und ihre eigentümliche Natur und homöopathische Heilung" von Samuel Hahnemann. Selbstverständlich hatte ich damals von dem Begriff ‚chronisch' noch keine klare Vorstellung. Gleich am folgenden Wochenende, als ich zu Hause war (ich studierte damals Mathematik und Physik an der Universität in Meerut, einer Stadt etwa 60 Kilometer östlich von Delhi), holte ich das Buch aus dem Regal der Bibliothek meines Vaters und fing an zu lesen.

Als ich Hahnemanns Hintergrundgedanken auf der ersten Seite des Buches über die Entstehung von Krankheiten las, begann sich meine bisherige Realität und Wahrnehmung von Tausenden einzelnen

VORWORT

Krankheiten in Wohlgefallen aufzulösen. Es gibt diese Einheiten nicht für sich und unabhängig voneinander, war das in mich drängende Gefühl: alles ist eine einzige Einheit. Ich war plötzlich in eine völlig andere Welt versetzt, die der mir bekannten so fremd war, dass ich die beiden zunächst nicht mehr zusammenfügen konnte. Wenn all das wahr sein sollte, was Hahnemann in diesem Buch beschrieb, dann konnte die mir bis dahin bekannte Welt keine Realität mehr für mich haben. Es war, als würden sich die Mosaiksteinchen meines Wissens auflösen, und es entstand eine seltsame Leere in mir. Doch nun eröffnete sich mir eine neue Welt, die auf einer ganz anderen Sichtweise basierte und einen Ozean von neuen Gedanken, Ideen und Perspektiven vor meinem geistigem Auge entstehen ließ. Es war ein so unbeschreiblich seltsames Gefühl, dass ich eine ganze Weile nur reglos dasaß, tatenlos, unfähig, mich zu bewegen.

Es dauerte eine gewisse Zeit, bis dieser neue Gedanke der Einheit aller Krankheiten seinen gebührenden Platz in meinem Geist und meiner Seele eingenommen hatte.

Nach dieser überwältigenden Erkenntnis las ich das Buch in einem Zug durch. Das war der Anfang meines Weges in die Welt der Miasmen. Zu diesem Zeitpunkt erkannte ich, was der Mensch aus der göttlichen Realität geschaffen hat und für sich als real interpretiert.

Mein Leben war ab diesem Ereignis von einem einzigen Gedanken geprägt: die Essenz der Miasmen zu verstehen. Seitdem sind über vier Jahrzehnte der intensiven Beschäftigung mit diesem The-

VORWORT

ma vergangen. Seit 1993 halte ich auch Seminare und Workshops über die Miasmen, teilweise zusammen mit meiner Frau Carola. Die Anrufungen zu den einzelnen Miasmen sind durch sie empfangen worden.

Wir möchten Ihnen, liebe Leser, in diesem Buch die Essenz der wirklichen Ursachen unseres Unwohl- und Krankseins darstellen, so dass Ihnen diese Erkenntnis die Kraft gibt, sich davon zu befreien. Wir wünschen Ihnen viel Mut, Kraft und Gottes Segen bei Ihren Bemühungen.

Am Ende jedes Kapitels geben wir Ihnen praktische Hilfestellungen, wie Sie mit dem erworbenen Wissen aus diesem Buch weiterarbeiten können. Diese werden Ihnen helfen, einen Bereich in Ihrem Leben und Bewusstsein zu eröffnen, der eine große Bereicherung für Sie darstellen wird. Wer sich einmal auf diesem eingeschlagenen Weg befindet und ihn nicht mehr verlässt, geht großem Lebens- und Liebesglück entgegen – was sonst zählt im Leben?

Nutzen Sie dazu den Fragen-Katalog am Ende dieses Ratgebers, der Ihnen Hilfe und Orientierung bei der Findung Ihres Miasmas oder Ihrer Miasmen gibt. Mit den Übungen in diesem Buch können Sie dann an der Auflösung arbeiten.

Ravi Roy

EINLEITUNG

Zum allgemeinen Verständnis

Hahnemanns Entdeckung der ersten drei Miasmen

In der Geschichte der Menschheit finden wir alle paar hundert Jahre einen herausragenden Geist, der ein grundlegendes Naturprinzip entdeckt und darauf eine Wissenschaft aufbaut.

Mit dem Similia-Prinzip bzw. der homöopathischen Idee hatten sich schon andere Forscher beschäftigt oder mit dem Gedanken gespielt. Niemand jedoch hatte bis dato eine strukturierte Basis für das Naturprinzip festgelegt und danach Stück für Stück akribisch genau und gründlich ein felsenfestes Gebäude darauf aufgebaut – einen Tempel der Heilung. Jener Entdecker, der die Pionierarbeit leistet, legt den Grundstein für die Zukunft, worauf andere Wissenschaftler das Gebäude oder den Tempel der Heilung erweitern, verschönern und mit Mobiliar ausstatten. Wir bekommen dadurch immer mehr Verständnis für dieses Heilsystem und können es viel einfacher und sicherer einsetzen. Das Grundprinzip der Heilung wird noch tiefgründiger erklärt, wodurch die Anwendungsmöglichkeiten verbessert und eindeutiger gemacht werden. Durch diese Erweiterung entsteht jedoch nicht wieder etwas Neues, sondern nur eine neue Sichtweise des bereits vorhandenen Natur- bzw. Heilprozesses.

Der Stand des Heilwesens am Ende des 18. Jahrhunderts war der heutigen Schulmedizin ähnlich; es fehlte eine feste Basis. Als Hahne-

EINLEITUNG

mann im Jahre 1790 das Grundprinzip der Heilung „Similia similibus curantur" „Ähnliches wird durch Ähnliches geheilt" entdeckte und über die nächsten 53 Jahre seines Lebens zu einem strukturierten und unerschütterlichen System ausbaute, definierte er auch das hinter der Schulmedizin stehende Gebiet mit: „Contraria contraris" „Gegensätzliches mit Gegensätzlichem", das von Hippokrates als Möglichkeit aufgestellt wurde.

Als er nach 26 Jahren mit dem Grundprinzip der Heilung scheinbar an gewisse Grenzen des Prinzips stieß, gab er nicht auf, sondern recherchierte zwölf weitere Jahre unaufhörlich, bis er den Grund für die Fehlschläge herausfand.

Es entstand die Miasmentheorie, die das Similia-Prinzip viel grundlegender beleuchtete, wodurch Hahnemann das Prinzip der Heilung ursächlich anwenden und damit wirkliche Heilung erzielen konnte. Bis dahin hatten die Homöopathen mehr oder weniger bloße Symptome für die Wahl der Mittel verwendet. Mit Hilfe der Miasmentheorie jedoch konnten die tieferliegenden Prozesse von Krankheiten klarer und deutlicher wahrgenommen werden. Der Genius von Hahnemann fand eine ursächliche Beziehung hinter verschiedenen Krankheitsbildern. Scheinbar unterschiedliche Prozesse konnten zu einer einzigen Ursache zurückgeführt werden, an welcher der ursprüngliche Prozess entspringt. Hahnemann führt uns in die anscheinende Komplexität der Krankheiten und zeigt uns in seinem Monumentalwerk „Die chronischen Krankheiten, ihre

EINLEITUNG

eigentümliche Natur und homöopathische Heilung" Situation für Situation, wie einfach das Heilprinzip angewendet und Krankheit besiegt werden kann. Leider hat die Miasmentheorie Hahnemanns bis zur Jahrhundertwende wenig Fuß fassen können. Obwohl uns Hahnemann in seinem Werk „Die chronischen Krankheiten, ihre eigentümliche Natur und homöopathische Heilung" ganz klare Anweisungen zur Behandlung gibt, ist es als eine Erweiterung des Similia-Prinzips bis heute nicht allgemein anerkannt. Zum Beispiel rät Hahnemann, bei einem ernsthaften von der Krankheit völlig unabhängigen Zwischenfall, die chronische Behandlung abzubrechen und den Zwischenfall, wie z.b. akute Erkrankungen, Verletzungen, Kummer, usw. gründlich zu behandeln. Nach Beendigung der Behandlung darf man das vorherige Mittel keinesfalls automatisch weitergeben, sondern es muss stets sorgfältig überprüft werden, ob sich das Krankheitsgeschehen nicht in eine andere Richtung entwickelt hat. Die mangelnde Beachtung der Miasmentheorie mag darin begründet sein, dass die Praxis der Homöopathie bereits eine feste Richtung eingeschlagen hatte, bevor Hahnemann sie 38 Jahre später veröffentlichte. Der menschliche Geist neigt dazu, die notwendige Anstrengung, die mit der Erweiterung einer Theorie verbunden ist, zu vermeiden, welches an sich schon eine miasmatische Prägung ist!

Woher kommt der Begriff Miasma?

Der Begriff Miasma wird außer in der Homöopathie in der medizinischen Welt nicht mehr benutzt. Interessanterweise taucht in der

EINLEITUNG

englischsprachigen nicht-medizinischen Literatur der letzten zehn Jahre gelegentlich dieses Wort wieder auf. Vor 150 Jahren war es noch geläufig und drückte das „unfassbar Krankmachende" aus. Im medizinischen Sprachgebrauch bedeutet es „das Verunreinigende". Miasma ist ein griechisches Wort, das unverändert übernommen wurde und auch „beflecken" heißt. In der Medizin wurde seit jeher geglaubt, dass ein Miasma direkt krankmachend auf die Lebenskraft wirkt. Hahnemann war aber der erste, der die chronischen Miasmen richtig definierte und sie als die Grundursache aller Krankheiten darstellte. Die Miasmen waren nach damaliger Meinung umstimmende Kräfte, welche, wenn sie einmal die Lebenskraft in ihren Bann gezogen hatten, nicht mehr mit den „normalen", d.h. materiellen Methoden (Medikamente etc.) zu beseitigen waren. Dazu muss auf einer ähnlichen Ebene der Lebenskraft gearbeitet werden, z.B. mit der Alchemie und der Homöopathie.

Doch wie immer manifestieren sich in der materiellen Welt nach der Entdeckung eines geistigen Prinzips die gegnerischen Kräfte. Dies hält die Ungläubigen im Bann der Materie. Im Jahre 1828 veröffentlichte Hahnemann seine Miasmentheorie und stellte die These auf, dass die Psora, deren Grundlage die Krätze ist, die Ursache aller Krankheiten ist. Bereits zwei Jahre später, 1830, wurde die Milbe Acarus Scabiei als Erreger der Krätze (Psora) entdeckt. Für materialistisch Denkende bedeutete dies den Todesstoß der Miasmentheorie. Auf Seite 8 der „Chronischen Krankheiten" schreibt Hahnemann: „Nach und nach lernte ich hilfreichere Mittel gegen das Ur-Übel, welche so viele Leiden erzeugt, zu finden".

EINLEITUNG

Dieses Ur-Übel nannte Hahnemann die Psora, die innere Krätzekrankheit mit oder ohne Hautausschlag. Mit der Entdeckung von Bakterien kam die Mehrheit der Menschen noch mehr zu einer materiellen Betrachtung von Krankheiten. Die Seele, die Lebenskraft, als die waltende Kraft über unser Leben und Wohlbefinden verlor immer mehr an Bedeutung. Das ist der Grund, warum die Homöopathie es so schwer hat und die Miasmentheorie noch viel schwerer. *Die Homöopathie sieht den Menschen als eine Einheit von Körper, Geist und Seele, die sein Wesen ausmacht. Die Miasmentheorie sucht den nicht-materiellen Ursprung der Krankheit in eben diesem Wesen des Menschen.*

Trotz aller Gegner im eigenen Lager gab es natürlich auch immer wieder Homöopathen, welche die Ideen und das System Hahnemanns erweiterten und ausbauten. Hahnemann entdeckte drei Miasmen – Psora, Sykose und Syphilis, wobei er ausführlich nur über das erste Miasma, die Psora, schreibt. Es stand daher noch sehr viel Arbeit und Forschung über die weiteren Miasmen an. Nach und nach erkannten manche Homöopathen, dass nicht alle Krankheitsphänomene den drei Miasmen zugeordnet werden können.

Weiterentwicklung der sieben Miasmen

Als erstes wurde klar, dass die Krankheit Tuberkulose ein eigenständiges Miasma – die Tuberculose – sein muss und ihrer eigenen homöopathischen Erforschung bedarf.

EINLEITUNG

Nach und nach wurde dann auch Krebs als ein eigenständiges Miasma – die Carcinose - eingeführt. Jedoch gab es in der Homöopathie viele Jahre keine Literatur über die neu erkannten Miasmen sowie kaum neue Erkenntnisse über Hahnemanns Miasmenwerk. Erst Anfang des 20. Jahrhunderts veröffentlichte James Henry Allen sein Werk „Die chronischen Miasmen – Psora, Pseudopsora und Sykose". Er hatte jahrzehntelang, anfänglich mit seinem Lehrer Henry C. Allen und später alleine, über die Miasmen recherchiert. Sein früher Tod verhinderte jedoch die Veröffentlichung seiner Forschungen über die anderen Miasmen. In seinem Buch erwähnt er erstmalig die Existenz von sieben Miasmen! J.H. Allen war auch der Erste, der den geistigen Hintergrund der Miasmen darstellte, ohne dabei im geringsten Hahnemanns Verdienste zu schmälern. Im Gegenteil, mit eindeutigen Worten verwies er immer wieder auf den Vater der Miasmenlehre, Samuel Hahnemann.
Anscheinend hatte J.H. Allen das Miasma der Syphilis schon gründlich ausgearbeitet, da er angefangen hatte, zu diesem Thema für eine homöopathische Fachzeitschrift Artikel zu schreiben. Nach der ersten Veröffentlichung starb er leider.

Es gibt in der allgemeinen medizinischen und homöopathischen Fachliteratur sehr viele Veröffentlichungen über die Syphilis, die ich mir aus einigen Teilen der Welt über viele Jahre zusammengesucht habe. Ähnlich musste ich bei der Bearbeitung der Tuberculose und Carcinose recherchieren.
Dies blieb der Stand der Dinge bis fast zum Ende des Jahrtausends. Die Syphilis, das dritte Miasma von Hahnemann, war zwar allge-

EINLEITUNG

mein und homöopathisch gut erforscht, die Abhandlungen darüber lagen jedoch weit verstreut in aller Welt, und es gab noch keine sinnvolle Zusammenstellung des gesamten Wissens. Das Informationsmaterial über die letzten beiden Miasmen jedoch lag noch lange brach. Da es nicht einmal richtige Namen für sie gab, nannte ich sie erst Pseudo-Sykose und Pseudo-Syphilis. Später änderte ich die Bezeichnungen in Ambrosis und Lyssinus. Unser Sohn Aron prägte den Begriff „Lyssinus", der sich von Tollwut ableitet. Außer Allen gab es damals keinen Homöopathen, der ihre mögliche Existenz erwähnte. Rein logisch betrachtet mussten sie existieren. Aber was war ihre Natur?

Dies ließ mich all die Jahre nicht los, bis nach und nach auch diese versteckten Miasmen ans Licht kamen. Das Problem lag darin, dass Hahnemann alle Symptome und Krankheiten unter den ersten drei Miasmen eingeordnet hatte. Dies ist auch verständlich, denn er war ein ordnungsliebender Geist, der alles strukturiert haben wollte. Darüber hinaus hatte er sieben Achtel der gesamten Krankheitsäußerungen der Psora zugeordnet, da er sie für die Mutter aller Krankheiten hielt. Der Gedanke, dass sie die Mutter aller Krankheiten sei und deswegen alles, was sie gebärt, auch psorisch sei, scheint auf den ersten Blick logisch, doch letztendlich würde das die Sykose und die Syphilis mit der Psora gleichsetzen. Hahnemann ist der Ansicht, dass die Sykose und Syphilis nicht hätten entstehen können, wenn es die Psora nicht gegeben hätte.

EINLEITUNG

Meine These der Entstehung von Krankheiten

Meine These ist: Der Verstoß des Menschen gegen den Bund mit Gott ist die Ursache aller Krankheiten. Die Psora war der erste Verstoß gegen eine Abmachung, und zwar gegen den Willen Gottes. Unter dem Begriff „Bund" verstehen wir ein Gelübde, das der Mensch mit Gott geschlossen hat. Ein Bund mit Gott wird erst dann geschlossen, wenn eine Seele sich entscheidet zu inkarnieren, d.h. auf die physische Welt, die Erde, zu kommen. Die Erde ist eine große Schule, eine Institution zum Lernen. Es verhält sich genauso wie bei einem Kind, das in die Schule kommt. Zwischen den Eltern und dem Kind gibt es eine Abmachung, die das Kind verpflichtet, gewissenhaft zu lernen. Ferner sollten die speziellen Begabungen der Kinder in der Schule gefördert werden. (Unglücklicherweise erlaubt das herkömmliche Schulsystem dies entweder gar nicht oder nur in sehr geringem Maße. Also nehmen die Eltern diese Aufgabe auf sich und versuchen, die Talente des Kindes von zuhause aus zu fördern.) Ein Kind kann sich entscheiden, gewissenhaft und mit seiner ganzen Kraft den schulischen Verpflichtungen nach zu kommen oder aber die Abmachung mit den Eltern in kleinem oder großem Umfang nicht einzuhalten. Wie wir hier sehen, beginnt der Verstoß immer erst in einem kleineren Umfang, den das Kind als nicht so schlimm empfindet. Aber die Auswirkungen sind sofort vorhanden und zeigen sich sowohl bei den Eltern als auch bei den Lehrern als Belastung. Beide müssen sich mehr Zeit nehmen, um das Kind zu motivieren, sich wieder an die Abmachung zu halten. Sollte das Kind das verstehen und sich wieder die Mühe geben, dem nach zu

EINLEITUNG

kommen, ist alles wieder in Ordnung. Ansonsten lernt das Kind seine Aufgabe nicht richtig und kann sich auch nicht für sein eigenes Wohl und das seiner Mitmenschen einsetzen.

Ebenso haben wir eine Abmachung mit Gott, die grundsätzlichen Sachen auf der Erde zu erlernen und unsere speziellen Talente zu pflegen. Doch dann passiert es, dass der Mensch gegen die Abmachung mit Gott verstößt; zunächst in kleinem Umfang. Die weiteren Verstöße sind nur die Folge des ersten Verstoßes. Es ist also der Verstoß gegen eine gewisse Abmachung (Bund), der die Richtung der Krankheitsprozesse bestimmt.

Die Psora ist unter diesem Gesichtspunkt die erste Krankheitsäußerung. Die krankhafte Form eines Miasmas richtet sich nach der Art und Weise der Abmachung. Wenn der Kernpunkt einer Abmachung klar verständlich ist, kann man die Entwicklung des dafür zuständigen Miasmas vom geistigen Ursprung bis zur größten Pathologie verfolgen und in der homöopathischen Praxis überprüfen.

Der Weg lag klar vor mir, aber die Umsetzung für die letzten beiden Miasmen fiel mir schwer. Nach und nach jedoch zeigte sich auch das Wesen dieser letzten Miasmen und wie sie unseren Körper, Geist und unsere Seele krankhaft verändern. So wurde das Gesamtbild der sieben Miasmen in allen Einzelheiten immer deutlicher.

Es stellt sich hier eine Frage: Warum haben die Menschen ihre Versprechen gegenüber Gott (den Bund mit Gott) nicht eingehalten? Die Antwort lautet: Das liegt in der Natur der materiellen Welt.

EINLEITUNG

Die materielle Welt hat ein niedrigeres Energieniveau als die geistige Welt. Um eine dichtere Energieform und schließlich Materie zu erzeugen, ist eine Verlangsamung der hohen geistigen Energie auf ein langsameres niedrigeres Energieniveau notwenig. Wir können uns diesen Prozess vorstellen, indem wir ihn mit einem Umspannungswerk vergleichen. Die immense elektrische Energie, die durch das Herabstürzen eines Wasserfalls entsteht, wird in einem Umspannungswerk so weit herunter transformiert, dass sie durch dünne Stromleitungen bis in unser Haus über die Steckdosen zu unseren elektrischen Geräten fließen kann.

Wenn die Regeln der Gebrauchsanleitung nicht beachtet werden und das Gerät nicht die nötige Aufmerksamkeit, Pflege und Wartung erhält, wird es irgendwann nicht mehr den vollen Einsatz liefern können bis es schließlich ganz „seinen Geist aufgibt."

Ähnlich verhält es sich beim Schöpfungsprozess: Die materielle Form entspricht haargenau der Struktur der geistigen Energie, die zuerst geschaffen wurde, bevor sie sich materialisierte. Der Mensch als Geistwesen muss in einem verdichteten physischen Körper funktionieren und dabei darauf achten, dass das Abbild von der höheren Schwingung zur nächst niederen Schwingung treu beibehalten wird. Dies geschieht über den Mentalkörper. Der Mentalkörper ist die Empfangsstation aller Ideen, Regeln, Prinzipien, Bilder, Anweisungen usw. von der geistigen Welt. Der Mentalkörper muss das Empfangene so verarbeiten, dass es in die physische Welt umgesetzt werden kann. Dabei muss er das Abbild treu weitergeben. Es dür-

EINLEITUNG

fen keine Abweichungen nach der Meinung oder nach Gutdünken des Menschen stattfinden. Da aber der Mensch auf der niedrigen physischen Energieebene leicht gefesselt werden kann, wenn seine Aufmerksamkeit zu stark auf die physische Welt gerichtet ist, passieren diese Abweichungen immer wieder sehr leicht. Aber dies ist noch kein Verstoß, weil der Mensch das nicht willentlich oder mutwillig macht. Unterliegt der Mensch aber zu sehr der physischen Anziehungskraft, neigt er leicht dazu, die Stimme seines Gewissens zu überhören oder gar nicht zu beachten. Missachtet er die Stimme seines Gewissens dreimal, so hat sich bei diesem bestimmten Ungehorsam die Energie festgesetzt, d.h. sie fängt an, eine Eigendynamik zu bekommen. Der Verstoß hat schon angefangen und jetzt kann der Mensch aus eigener Kraft nicht mehr aus dem Verstoß heraus kommen. Indem er sich von höheren Wesen leiten lässt und eigene Bereitschaft für die Heilung aufbringt, kann er wieder gesunden.

Er kann aber auch den Aufruf der höheren Wesen ignorieren, d.h. er nimmt sich willentlich vor, den Weg des Ungehorsam zu gehen. Damit beginnt der Leidensweg. Nur anfänglich, wenn der Mensch noch sehr viel hohe Energien, Kraft und Macht hat, kann ihn das Leiden noch nicht so stark beeinflussen. Wenn z.B. ein in den Fuß eingetretener Dorn nicht herausgezogen, sondern der Schmerz mit der Willenskraft unterdrückt wird, hören die Nerven irgendwann auf, die Gegenwart des Fremdkörpers durch Schmerzen zu signalisieren, und der Dorn wird durch Neubildung von Gewebe eingekapselt. Die Funktion des Körpers ist dadurch zwar nur geringfügig beeinträchtigt und herabgesetzt, aber sie ist eben nicht mehr hun-

EINLEITUNG

dertprozentig. Der Mensch, der nur so vor Kraft und Gesundheit strotzt, kann diese „kleine" Beeinträchtigung leicht überspielen. Aber da die Ursache jetzt festsitzt, wird der Prozess des Krankwerdens fortgesetzt, d.h. das Leiden wird langsam aber sicher größer. Der Mensch, der die Ursache seines Leidens nicht beseitigen will, wird alle unterdrückenden Maßnahmen ergreifen, um das Leiden nicht zu spüren. Damit wird die Allopathie, die Medizin der Unterdrückungsmaßnahmen, geboren. Die Allopathie ist in ihren Grundsätzen genauso alt wie die Menschheit und im Grunde genommen die erste Maßnahme der Ungehorsamen. Daher ist sie die älteste Medizin, denn die Gehorsamen haben keine irdische Medizin gebraucht.

Diese Energie des Abweichens vom Göttlichen, die wir Miasmen nennen, ist eine höchst ansteckende Kraft! Wie Hahnemann es intuitiv in seinen „Chronischen Krankheiten" erfasste: „Die Psora ist unglaublich ansteckend".

Im Laufe der Zeit wurde die Anzahl der Ungehorsamen immer größer, bis schließlich die ganze Menschheit immer mehr angesteckt wurde. Es waren aber unter der Menschheit einige, die den Wunsch, Gott gehorsam zu sein, fest in sich trugen. Diese Menschen suchten nach Heilung, die jetzt aber nicht mehr allein durch Geistwesen möglich war, da die Menschheit zu tief gesunken war. Der Ruf dieser Menschen veranlasst, dass eine heilsame irdische Medizin gegeben wird. In neuester Zeit, vor 200 Jahren, ist uns die Homöopathie durch Samuel Hahnemann gegeben worden.

EINLEITUNG

Hier kommt nun ein wesentlicher Punkt hinzu:
Der Mensch hat einen freien Willen. Dies macht ihn zu einer Kreatur, die nicht berechenbar ist. Alle anderen Lebewesen kennen nur absoluten Gehorsam, der Mensch hingegen kann sich frei entscheiden und das nicht nur, wenn er ungehorsam ist, sondern auch in seinem Gehorsam. Die Auswahl seiner Möglichkeiten ist fast nicht begrenzt. Deswegen ist seine Entwicklung, auch wenn sie derzeit in Harmonie stattfindet, nicht absehbar. Es gibt unzählige Möglichkeiten, sich zu entscheiden:

- Der Mensch stellt zwar das Gleichgewicht wieder her, aber er nimmt sich nicht vor, in der Zukunft wachsamer zu sein. Z.B. überzieht er bei einer bestimmten Tätigkeit den Zeitrahmen. Er stellt zwar das Gleichgewicht wieder her, aber er nimmt sich nicht vor, in der Zukunft maßvoller zu werden. So strapaziert er immer wieder den Körper durch Stimulanzien oder übermäßige Anstrengung.
- Er empfindet in einer besonderen Situation keine Notwendigkeit, das Gleichgewicht wiederherzustellen, bleibt aber allgemein in der Balance. In einer ähnlich besonderen Situation gerät er jedoch immer wieder aus dem Gleichgewicht. Dies hat auf die Dauer weitreichende Auswirkungen.
- Es werden andere Menschen in das Gesamtgeschehen verwickelt. Nun können neue Faktoren alles ganz anders bestimmen oder in eine andere Richtung lenken:
- Er empfindet Ärger gegenüber den Menschen, die sahen, wie er sein Gleichgewicht verlor.
- Er kann Schuldgefühle entwickeln oder Gleichgültigkeit.

EINLEITUNG

- Er kann große Liebe für die anderen empfinden und sie vor dem Ungleichgewicht zwischen dem Kosmischen und Irdischen schützen wollen. Beispiel: Die Mutter, die ihr Kind vor negativen Einflüssen schützen möchte.
- Seine gesamte Entwicklung hängt auch davon ab, welche Rolle er spielt, ob Schüler oder Lehrer, Führer oder Geführter usw.(Abhängigkeit, Autorität, Verantwortung, Geltungsbedürfnis usw.)

Der Mensch als Individuum kann sich stets entscheiden: Ein Weg ist es, sich vorzunehmen, ewig wachsam zu sein und sich niemals einen Ausrutscher zu erlauben. Ein anderer Weg ist es, voller Vertrauen in sich selbst in ein Geschehen hineinzugehen, ohne jedoch vorher die Gefahren studiert zu haben. Im ersten Fall ist der Mensch auf jede Eventualität vorbereitet, im zweiten Fall glaubt er es nur, ohne es tatsächlich zu sein. So verschieden die Menschen sind, so verschieden können auch die Varianten sein.

Wir sehen also, dass die Ursachen im Geschehen liegen und dass dieses sehr unterschiedlich ablaufen kann. Es ist nicht so, dass der Mensch kein Verantwortungsgefühl und keine höheren Ideale tief in sich verankert hätte, aber die Energien, welche miasmatische Abläufe entstehen lassen, sind ansteckend (auch Lachen kann ansteckend sein)! Hahnemann spricht von einer extremen Ansteckungsgefahr, und das ist vielleicht noch untertrieben, denn die eigentliche Gefahr besteht darin, dass man die Ansteckung und die Folgen gar nicht richtig wahrnimmt. Das liegt daran, dass der Mensch am An-

EINLEITUNG

fang seines Lebens mit sehr hohen Schwingungen lebt, die sich in der überwältigenden Selbstsicherheit und Energie der Jugend ausdrücken. Dies wirkt wie ein Schutz, der kleinere Störungen einfach abgleiten läßt, ohne dass sie merkliche Wirkungen hinterlassen. Es dauert lange, bis die Energie so weit verringert ist, dass man es deutlich merkt, und dann weiß man nicht, wie man sich helfen kann. (Man kann z.b. den Verlust der Jugend nicht akzeptieren bzw. möchte es nicht wahrhaben.) So ist die Entwicklung der Miasmen ein subtiler, langsamer Prozeß, der aber nach einer Weile unweigerlich einsetzt. Zu allen Entscheidungen, allen Handlungen und allen Emotionen, die uns nicht aufbauen, haben wir uns selber entschlossen. In diesem Sinne entsteht alles in uns, bewegt sich in uns, bis wir genau zu dem werden, was wir heute sind. Das ist dann unsere besondere Natur.

Wir haben aber den freien Willen, unsere Natur zu jedem Zeitpunkt so zu gestalten, wie wir sie gerne hätten. Wir können es im göttlichen Sinne tun oder uns weiterhin von den Miasmen bestimmen lassen. Im letzten Fall ist es immer eine Manipulation der Materie, auch wenn dies unserer Meinung nach auf positive Weise geschieht. (Beispiel: Das Versprechen eines übermäßigen Lohnes: „Du bekommst soviel Eis, wie du willst.") Wenn wir unsere Natur göttlich machen wollen, dann müssen wir die reinen göttlichen Energien benutzen, um unsere „Hard- und Software" wieder auf das Göttliche einzustimmen. Die Ursprünge des Wortes „Gott" gehen zurück zu der Bedeutung, das Ausgießen des Wortes' (auch Ur-Wort genannt) des Allerhöchsten Wesens. Das Wort und sein Schöpfer sind eins, auch

EINLEITUNG

wenn es das Ausgießen seiner Allnatur ist. Diese Grundform bzw. dieser Grundlaut entfaltet sich in allem. Die Miasmen kämpfen natürlich mit allem gegen die Logik dieses Schlichten und Einfachen.

Der Mensch akzeptiert ohne weiteres, dass der „Computer" auf zwei Symbolen (0 und 1)aufgebaut ist. Genauso wie wir in der Außenwelt beim Umgang mit der Hard- und Software eines Computers einen absolut nüchternen Geist brauchen, um auf sinnvolle und effektive Weise damit zu arbeiten, müssen wir auch mit unserer eigenen Natur und Struktur umgehen.

Aber: Die besten Pläne sind abhängig von den Launen der Natur des Menschen.

Wenn wir uns dieser Fakten bewusst sind, werden wir auch das scheinbar Unerreichbare vollbringen: die vollkommene geistige, körperliche und seelische Gesundheit.
Die Übungen in den nächsten Kapiteln sollen Ihnen dabei helfen!

KONTEMPLATIVE ÜBUNGEN

Die kontemplativen Übungen

Diese Regeln gelten für die Durchführung der Übungen, die am Ende jedes Miasmas stehen. Mithilfe dieser täglich durchgeführten Übungen können wir die Eigenschaften des Göttlichen in uns verankern und stärken.

Es gibt viele Möglichkeiten, wie dies geschehen kann. Die Übungen für alle sieben Miasmen sind auf derselben Basis aufgebaut. Wir wenden die Prinzipien der Farben, Flammen und entsprechenden Wochentage an, wodurch die Essenz der jeweiligen Eigenschaft zugänglich wird. Die Wissenschaft der Farben und Flammen gibt uns praktische Anwendungsmöglichkeiten, durch die wir das Resultat schon am Ende der ersten Übung erleben können. Eine Übung, welche genau ausgeführt wird, führt Sie sicher zum gewünschten Ergebnis.

Zur Ruhe kommen

Bevor Sie mit den Übungen anfangen, kommen Sie erst zur Ruhe. Benutzen Sie dafür Ihre eigene Technik. Tief und ruhig atmen ist eine schnelle und sichere Methode. Diese Phase soll ein bis zwei Minuten dauern.

Vorbereitung

Sorgen Sie dafür, dass Sie während der Übung nicht durch Hunger- oder Durstgefühle gestört werden, aber dass mindestens 1/2 Stunde nach einer leichten Mahlzeit und ein bis zwei Stunden nach einer schweren Mahlzeit verstrichen sind. Ein voller Bauch ist wenig vorteilhaft beim Üben.

Stellung
Setzen Sie sich im Schneidersitz, bzw. Lotussitz, Halblotussitz oder Diamantsitz hin. Wenn diese Sitzweise für Sie ungewohnt ist und Sie es sich dabei nicht bequem machen können, dann setzen Sie sich gerade auf einen Stuhl möglichst ohne sich anzulehnen.

Gerade Haltung
Halten Sie Ihren Rücken so gerade, dass Sie die Verbindung zwischen Becken, Herz und Bewusstsein gut spüren.

Dauer der Übung
Die Intensität der Übung ist wichtiger als die Dauer – zu langes Üben schwächt die Konzentration und beeinträchtigt damit die Effektivität. Eine hohe Intensität können Sie meist nur für etwa 15 Minuten halten.

Herzenskraft
Die volle Beteiligung des Herzens ist der Schlüssel zum Erfolg. Diese Beteiligung ist wie alles individuell. Empfinden Sie all die Liebe, die Sie aufbringen können, für die jeweils angestrebte Eigenschaft Gottes.

Häufigkeit

Führen Sie die Übung mindestens einmal täglich aus, zweimal ist sehr gut, dreimal ist mehr als genug.

Visualisieren

Der Prozess der Umwandlung kann durch Visualisieren außerhalb der Übungen intensiviert werden. Stellen Sie sich beim Einschlafen vor, dass Sie in das Meer der entsprechenden Farbe eintauchen oder in den dieser Farbe entsprechenden Himmel aufsteigen.

Konzentrierte Arbeit an einem Miasma

Wenn Sie ein gewisses Miasma verstärkt angehen wollen, können Sie die Übung für dieses Miasma als erstes machen und legen dann eine kurze Pause ein, bevor Sie mit der Übung für den Tag beginnen. Wenn Sie an einem Tag innerlich Ruhe finden, z.B. beim Spazieren gehen und vor allem bevor Sie einschlafen, hüllen Sie sich in die Farbe des betreffenden Tages ein.

Unterstützende Musik

Harmonische Musik ist nicht nur aufbauend, sondern lebensnotwendig, wenn wir uns die Eigenschaften Gottes möglichst schnell aneignen wollen. Die Experimente mit Pflanzen und die Wirkung von verschiedenen Arten von Musik auf sie sind Beweis genug, dass disharmonische oder sentimentale Musik nicht gut für uns ist. Pflanzen blühen unter dem Einfluss von klassischer Musik schneller auf, werden größer und kräftiger. Unter dem Einfluss disharmonischer, zerstörerischer Musik verkümmern und sterben sie.

Sentimentale Musik, die auf unsere niederen Gefühle wirkt, lässt uns nicht wachsen, sondern verdreht unsere Gestalt. Für jede Eigenschaft Gottes gibt es Musik, die diese Eigenschaft in uns wachsen lässt. Jeder Komponist arbeitet im Einklang mit einer gewissen Eigenschaft Gottes. Das bedeutet nicht, dass alle seine Musikstücke nur diese Eigenschaft hervorbringen und ausdrücken, sondern sie sind der Grundtenor, der jeder Musik die besondere Note gibt.

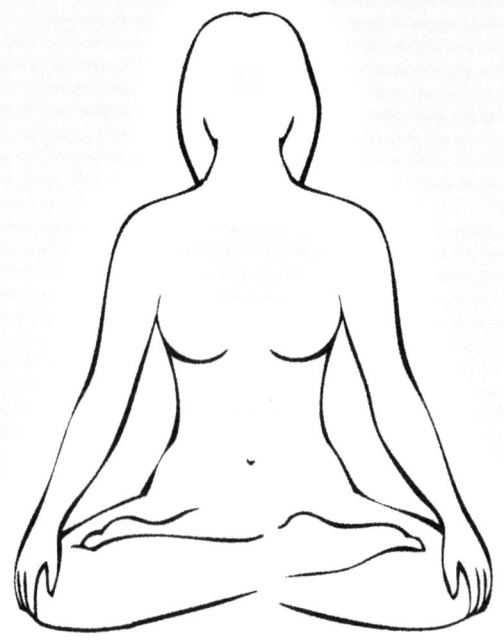

Die Psora

Es begann alles mit der Psora.
Der Mensch, gesund, vital, stark und schön von Gott erschaffen, entschied sich gegen den Willen Gottes zu verstoßen. Damit begann die Geschichte der Krankheiten der Menschheit.
Anfänglich spielte sich der krankhafte Prozess nur auf der geistig-seelischen Ebene ab. Als der Mensch immer festgefahrener wurde in seinem Verstoß gegen den Willen Gottes, zeigten sich die ersten Krankheitsprozesse im Körper. Dies war ein sehr langer Prozess, der sich über Jahrtausende erstreckte.
Dazwischen gab es immer wieder Phasen der Rückkehr zu Gott, die natürlich von Ruhe und Harmonie für das Individuum geprägt waren.
Heute sind wir alle über die Jahrtausende so festgefahren, dass es viel Einsatz braucht, um immer wieder Ruhe und Harmonie in unser Leben zu bringen.

Der Wille Gottes

In Bezug auf den Willen Gottes scheint der Mensch sehr große Schwierigkeiten zu haben. Ihm erscheint der göttliche Wille zu fordernd und er hat das Gefühl, dass der Wille Gottes ihn unnötig zwingen will, bestimmte Sachen zu machen oder Dinge in einer gewissen Weise zu tun. Der Gedanke, dass nur Gott den gesamten

Überblick hat und nur er die exakten Bestimmungen kennt und die richtigen Anweisungen geben kann, geht ihm gegen den Strich. Das verstößt gegen seine liebsten Vorstellungen und Ideen.

Betrachten wir den Bereich der Technologie. Da geht es um die exakte Ausführung von Anweisungen, und dies ist vor allem bei Computern besonders deutlich. Unabhängig davon, ob Ihnen ein Programm gefällt oder nicht, müssen Sie die Gebrauchsanleitung beachten und ihren Rat befolgen, sofern Sie gute Ergebnisse erzielen möchten. Sie leisten entweder freiwillig oder gezwungenermaßen Gehorsam, auch wenn Sie die grundlegenden Prinzipien anfangs wenig oder gar nicht kennen. Solange Sie die Anweisungen befolgen, erreichen Sie immer das gewünschte Resultat. Je tiefer Sie sich mit einer bestimmten Tätigkeit beschäftigen wollen, desto mehr müssen Sie natürlich auch die dazugehörigen Prinzipien genauestens kennen.

Ungehorsam

An diesem Beispiel sehen sie, dass es nicht darauf ankommt, sämtliche technischen Vorgänge zu verstehen, sondern Sie erreichen das gewünschte Resultat auch, wenn Sie schlicht und einfach den Anweisungen folgen. Die Programmierer haben ihrerseits die Prinzipien und Regeln genau beachtet. Deswegen kann die reine Wissenschaft uns auch zu Gott führen, weil sie letztlich auf den göttlichen Gesetzen beruht. Die Voraussetzung dafür ist allerdings, dass wir alles als von Gott geschaffen anerkennen und akzeptieren. In

PSORA

dem gleichen Sinne geben wir dem Konstrukteur eines Gerätes oder Programms unser volles Vertrauen, auch wenn dieser nur ein Mensch ist, und erhalten die versprochene Leistung. Der Mensch als unvollständiges Geschöpf kann die entsprechenden Prinzipien nur in einer begrenzten Weise umsetzen. Jeder, der Gott anerkennt, glaubt zumindest, dass Gott perfekt ist. Wenn der unvollständige Mensch mit seinen beschränkten Mitteln und Möglichkeiten Dinge erschaffen kann, die in ihrem Rahmen perfekt funktionieren, dann muss alles, was Gott erschafft, um so perfekter funktionieren. Letzten Endes geht es immer um das Beachten der Prinzipien und Befolgen der entsprechenden Regeln. Da nur Gott den gesamten Überblick hat, kann nur er die entsprechenden Bestimmungen und Anweisungen geben. Seine Bestimmungen und Anweisungen müssen wir exakt befolgen, um das gewünschte Ergebnis zu erschaffen. In dem Moment, wo auch nur im geringsten etwas anders gemacht wird, benötigen wir eine Korrektur. Es ist wie mit dem 10-Finger-System auf der Computer-Tastatur. Anfänglich vertippen wir uns öfter und müssen das Geschriebene verbessern. Es ist ein Prozess des Übens und Anwendens, bis wir es perfekt können.

Wenn wir unabsichtlich träge und faul sind oder uns ungeschickt anstellen, sind diese kurzzeitigen Aussetzer noch keine echten Verstöße. Sie gehören zum Lernprozeß, und wir verbessern uns ständig, bis wir eine Sache gut machen bzw. gemeistert haben. Es gibt auch die Möglichkeit, dass wir etwas übersehen, aber sobald wir uns dessen durch eigene Erkenntnis oder durch den Hinweis eines anderen bewusst werden, bringen wir es in Ordnung und passen in

Zukunft besser auf. Nur wenn wir willentlich (bewußt) etwas nicht beachten, geraten wir in den Bereich des Ungehorsams. Beim Maschinenschreiben können wir uns vertippen und es nicht bemerken, oder wir merken es, aber wir wollen weiter und denken: „Ach, das korrigiere ich später!" oder „Kleinigkeit, spielt keine Rolle."

Verstöße gegen die göttlichen Gesetze

Dieses willentliche Übersehen (was heutzutage meist unbewusst geschieht) der eigenen Fehler ist eine sehr subtile Sache und hat seine Ursachen darin, dass der Mensch ein Geschöpf aus unendlich vielen Wünschen ist und diese Wünsche zudem auch noch sehr individuell sind. Manchmal sind die Wünsche passend, manchmal nicht. Sollten wir Wünsche entwickeln, die unpassend oder zumindest im Moment Störfaktoren sind, haben wir die Möglichkeit, sie entweder aufzugeben oder darauf zu beharren. Beharren wir darauf, dann riskieren wir unweigerlich einen vorsätzlichen Verstoß.

Sind wir zum Beispiel durch eine besonders schöne Situation, die Gott uns beschert, sehr beeindruckt und glücklich, kann es sein, dass wir länger darin verweilen möchten, als es gut für uns ist. Entweder korrigieren wir uns später, oder es entsteht der Wunsch, bei solchen „besonders schönen" Situationen selber bestimmen zu wollen, wie wir unsere Zeit einteilen. Dieser Wunsch scheint uns anfangs so unbedeutend zu sein, dass wir uns über die weitreichenden Auswirkungen keine Gedanken machen. Aber die geringste Abweichung

PSORA

von der vorgesehenen Bahn lässt z.B. ein Raumschiff nicht auf dem Mars landen, sondern irgendwo anders im Weltraum. Exakte Berechnungen und Weitblick sind deshalb unentbehrlich. Jetzt ist aber der Keim des Ungehorsams in psorisch veranlagten Menschen verankert, auf schleichende und unauffällige Weise. Der Psora-Mensch wird nach diesem Muster handeln und im Laufe der Zeit immer mehr Wünsche entwickeln. Die erste Reaktion seines Geistes ist es, seine Wünsche als berechtigt anzusehen; das ist für ihn in Ordnung. Man kann nicht mit einer eigenen Tat zufrieden sein, wenn man sie nicht als richtig empfindet.

Nun steht der Mensch vor der Entscheidung: Wer ist schlauer, Gott oder er? Wer ist weiser?

Die Geburt der Psora - Weisheit ohne Gott

Um für die Geburt der Psora ein tiefes Verständnis zu bekommen, müssen wir die Situation genauer betrachten. Der Mensch ist zu diesem ganz frühen Zeitpunkt in der Geschichte der Menschheitsentwicklung noch sehr mächtig und wird noch lange sehr viel Kraft zur Verfügung haben; deswegen fühlt er sich unbesiegbar. Es kann sich auch ein gewisses Selbstmitleid dazugesellen. „Ich hab so viel für Gott gemacht, und nun erlaubt er mir nicht einmal, dass ich dieses Mal keine Lust habe zu gehorchen und ausnahmsweise mal nur etwas für mich machen will!" Jetzt wäre der richtige Zeitpunkt, um über seine eigenen Wünsche nachzudenken. Kommt der Mensch zu Sinnen, kehrt er wieder zu Gott zurück. Die Lektion über die

Gefahren der Verführungskräfte des Egos sind nun fest in ihm verankert und nie wieder wird er sich diesen Ausrutscher erlauben. Besteht er dagegen hartnäckig auf seinem egoistischen Vorhaben, so trennt er sich dadurch gleichzeitig von Gott, und in diesem Moment wird die Psora geboren! Jetzt hat der Mensch sich für weiser als Gott erklärt, da er meint, besser als Gott zu wissen, was für ihn richtig ist. Das Wesen des Psora-Miasmas ist die Weisheit, aber die Psora will eigenständig Regie führen, getrennt von Gott, weil sie so weise ist. Doch eine von der Wirklichkeit Gottes getrennte Weisheit führt uns nur von einer „wunderbaren" Illusion zur nächsten.

Die psorische Logik

Die Psora versucht alle Handlungen, alle Situationen und alle Geschehnisse auf ihre Weise zu erklären und zu rechtfertigen. Da ihre Logik nicht mehr auf der Wirklichkeit Gottes beruht, muss für sie eine andere Basis geschaffen werden. Diese Logik ist auf den menschlichen Geist reduziert, nachdem der Mensch sein Ego statt Gott zum Zentrum seiner Existenz erklärt hat. Glücklicherweise geht die Erinnerung an die Wirklichkeit Gottes in einem Menschen jedoch niemals verloren! Sie sitzt fest und unlöschbar in seinem Erinnerungskörper, der Ätherkörper genannt wird.

Da die Psora sich jedoch von Gott getrennt hat, sucht sie die Herrlichkeit seiner Existenz jetzt im eigenen Ego.

PSORA

Philosophieren und Debattieren

Das Ego beschlagnahmt die Gesetze Gottes für sich und fängt an, sie mit seiner beschränkten Intelligenz anzuwenden und auszuleben. Der Psora-Mensch hat diese Art von Beschäftigung äußerst gerne. Er mag den Klang seiner weisen Worte und fühlt sich durch stunden- und tagelanges Gerede erhaben und erfüllt. Über jedes Thema möchte er detailliertes Wissen erlangen. Es interessieren ihn Bücher, die ellenlange philosophische Abhandlungen enthalten, und es ist ihm ein Vergnügen, alles in Frage zu stellen. Nachdem er eine Zeitlang ausgiebig über ein Thema geredet hat, will er sogar die einzelnen in der Diskussion aufgetauchten Begriffe noch näher analysieren und scheinbar richtig in die Tiefe gehen. Aber dabei verliert er sich im Detail und führt endlos lange Monologe, wobei das Thema verflacht wird. Da er aber von einem Thema und einer Begriffsdefinition zur nächsten abschweift, verstreicht sehr viel Zeit, ohne dass er zu einem endgültigen Resultat kommt. Sehr viele Fragen und Probleme bleiben ungeklärt und besonders die praktischen Aspekte eines Themas bereiten ihm Schwierigkeiten.

Selbstzufriedenheit führt zur Lethargie

Im Grunde genommen fällt umso mehr Stoff an, der noch zu besprechen ist, je mehr er sich in ein Thema vertieft. Dem Psoriker in seiner Weisheit ist zwar bewußt, dass Weisheit nur eine Voraussetzung für das praktische Leben ist, aber er möchte erst dann handeln, wenn er eine klare Basis für seine Handlungen festgelegt hat. Nach jahrelanger Untätigkeit kommt er vielleicht irgendwann zu dem Schluß, dass er mindestens ein paar grundsätzliche Fakten als Handlungsbasis ausarbeiten muss. Dann nimmt er sich vor, am Ende einer Besprechung die essenziellen praktischen Aspekte in Worte zu fassen. Dies kann er auch sehr gut. Nun fühlt er sich sehr schlau und nimmt sich wichtig in seiner Kreativität. Er beschließt, dies zur Basis seines Lebens zu machen. In diesem Moment ist er davon überzeugt, den ersten Schlüssel zu seinem Erfolg gefunden zu haben. Trotz der Selbstzufriedenheit merkt er irgendwann, dass ihm diese ganze Beschäftigung keine Kraft gibt, sondern ihn ermüdet.

Anregung durch Stimulanzien

Jetzt braucht er neue Anregungen und seine guten Vorsätze, in dieser neuen Weise sein Leben zu gestalten, verschiebt er auf morgen. Sein Körper und seine Seele suchen in diesem erschöpften Zustand Ablenkung und Nahrung, was völlig natürlich ist. Jedoch sucht der Psoriker nach etwas, das ihn stimuliert. Er muss das Gefühl haben, dass die Kräfte richtig fließen. Irgendwo existiert in ihm die Erinnerung an Kräfte ohne Ende, die es gab, als er noch mit Gott verbunden war. Da er diese Energien nun nur noch begrenzt zur Verfügung hat, muss er sie mit Stimulanzien anreizen. Alkohol ist eines seiner Lieblingsgetränke; er braucht ihn, wenn er angespannt ist. So weise, wie er nun einmal ist, hat er sich überzeugende Gedanken über den heilsamen Nutzen der Stimulanzien gemacht und hat sie immer parat:

„Wie wichtig ist es doch, in diesem abgespannten Zustand dem Körper und Geist neue Kräfte zuzuführen. Ein abgespannter Geist kann nur minderwertige Leistung erbringen oder beschönigende Reden schwingen. Alkohol ist eine hochwertige Flüssigkeit, regt den Geist an und fokussiert ihn. Es ist ja kein Zufall, dass die alten „Weisen" ihn „Geist" genannt haben. Sie haben gewußt, wovon sie reden, und man muss immer die verborgenen Geheimnisse in den alten Weisheiten suchen. Was ist der Geist? Dies ist ein tiefgehender Begriff.

Er ist das immaterielle Zentrum, in dem alles Wissen und die Weisheit entspringt. Durch einen natürlichen Prozeß sind wir in der Lage, den reinen Geist aus verschiedenen Naturprodukten herauszudestillieren. Dadurch erhalten wir die feinstoffliche Uressenz (Alkohol) von Weizen, Gerste oder Honig, die eine erhabene Wirkung auf unsere Seele hat. Sie öffnet die Pforten zu den Quellen unseres höheren Daseins und liefert auch dem Körper hervorragende Nahrung. In dieser geistartigen flüssigen Form wird die Uressenz schnell und ohne Aufwand vom Körper aufgenommen und steht ihm gleich zur Verfügung. Der Alkohol regt den Körper an, die Funktionen zu steigern und dadurch auch die Ausscheidung zu optimieren."

Verherrlichungen

So vermag der Psoriker die Tugenden des Alkohols mit Leichtigkeit und absoluter Überzeugung anzupreisen. „Bier, ein Segen", wird er einleiten, wenn er zu diesem Thema gelangt. „Seht den großen

Nutzen dieses zwar groben, aber ‚bäuerlich-erdigen' Getränkes! Ihr wundert euch über die Bezeichnung ‚bäuerlich-erdig'. Die deutsche Sprache ist sehr exakt und pragmatisch. Sie meint genau das, was sie ausdrückt. Man muss immer zu dem tiefen Sinn einer Sache gehen. Das Wort ‚Bauer' kommt von ‚bauen'. Er baut die uns von Gott gegebenen Samen nach den göttlichen Prinzipien der Natur an, um dann das Ursprüngliche zu ernten. Ein Bauer produziert den Grundstoff für das Erhalten der Materie in ihrer reinsten Form. Das Wort ‚bäuerlich' beinhaltet Bauelemente. Und ‚erdig' bedeutet Erde! Die Erde ist die Mutter unseres physischen Körpers. Seht die Freude einer Mutter, wenn aus ihrem Schoß Gottes Wunder geschaffen werden. Das Erdige ist das Mütterliche, Freudige, Sanfte, aber trotzdem ist es eine feste, tragende Kraft voller Liebe. Dann die Gerste: Sie ist die Basis von Bier. Dieses schöne Korn, das die edlen Eigenschaften des Ritters in sich birgt. Wir nehmen die Gerste und brauen sie mit dem Zusatz von Hopfen zu einem ritterlichen Genuß. Der Hopfen ist nicht ohne Grund ein Zusatz im Bier. Hopfen birgt in seiner Essenz die ruhende Kraft in sich. Diese Kraft läßt das Ego im Frieden seiner Toleranz walten. Die Leber, die den Willen des Egos verkörpert, wird durch den Hopfen sanft umgestimmt, heilsam auf den gesamten Organismus zu wirken. ‚Das flüssige Brot!' Wie dankbar der angestrengte Wanderer sich hinsetzt und aus seinem Bierkrug große Schlucke davon nimmt. Es ist so entspannend, so wohltuend und so nahrhaft.

Dann gibt es auch noch das Weißbier in Bayern, wahrlich ein Triumph des Geistes!"

Bewertungen – Schwarz-Weiß-Malerei

In dieser Weise kann der Psoriker in mannigfaltigen Details alles in den Himmel heben. Genauso kann er aber eine Sache auch madig machen. Aus irgendwelchen Gründen hat der psorische Geist Kaffee als schlecht deklariert. Dagegen soll der Alkohol sehr viele vorteilhafte Wirkungen auf den Geist und Körper des Menschen haben. So zum Beispiel der Wein mit seinem fabelhaften Einfluß auf die Kreativität und den Intellekt. Die Vorteile scheinen so überragend zu sein, dass die etwaigen Folgen uns nicht stören sollten, möchte uns der Psoriker weismachen. Lieber schaut er, wie er die Folgen in Grenzen hält. Man muss nur nicht übertreiben mit dem Alkohol, sagt der Psoriker, und in Maßen ist für viele der Alkohol das Getränk „par excellence". Dagegen sei der Kaffee immer schlecht. Millionen von Menschen trinken ihn zwar, aber keiner sagt, dass er gut für seine Gesundheit sei. Er schmeckt gut, wunderbar, aber unbewußt oder bewußt haben viele ein schlechtes Gewissen, als ob sie irgend etwas machen, das ihrer Gesundheit abträglich sei. Alkohol in Maßen sei gut, Koffein jedoch sei immer schlecht, ist der Trugschluß des Psorikers.

Die psorische Weisheit beschränkt sich natürlich nicht auf das Essen und Trinken, sondern umfasst alle Gebiete des Lebens; besonders offensichtlich ist dies im Bereich der Metaphysik und Philosophie. Von Kind an nimmt sich der besonders psorisch geprägte Geist viel Zeit, um sich mit allen möglichen lebenswichtigen Fragen zu beschäftigen. In sehr jungen Jahren erreicht dieser Prozeß eine Reife, und es werden lange Vorträge oder Diskussionen gehalten, wie die Welt endgültig und von Grund auf zu verbessern sei.

Unkonzentriertheit, Sprunghaftigkeit

Manchmal kann der Psoriker sogar bewegt werden, über seine hervorragende Philosophie etwas zu schreiben. Meist sind das allerdings nur kurze Abhandlungen. Er hat Schwierigkeiten damit, ein Thema von A bis Z mit allen Details und Erläuterungen zu ordnen und niederzuschreiben.

Das Problem liegt darin, dass der psorische Geist nicht lange bei einer Sache bleiben kann. Schon bei einer kurzen Beschäftigung mit einer Arbeit nimmt seine Kraft ab, und er kann sich nicht mehr richtig darauf konzentrieren. Er bleibt nur wach und voller Elan, wenn es sofort zum nächsten Punkt weitergeht. Dieser neue Punkt hat selbstverständlich einen wichtigen Bezug zum vorhergehenden. Für sein Empfinden hat der Psoriker schon alles Wesentliche zu dem ersten Punkt gesagt und fühlt sich gelangweilt, wenn er länger dabeibleiben soll. Wenn er bei einem Thema bleiben muss, braucht er nach kürzester Zeit eine Pause, um frische Luft zu schöpfen, sich etwas Bewegung zu verschaffen oder sich abzulenken. Hat er aber keine andere Wahl, als bei einem Thema zu bleiben, so steigt Zorn in ihm hoch, der dann die treibende Kraft wird, um das Kapitel zu beenden.

Bei geistiger Arbeit spürt er nicht nur eine geistige Schwäche, sondern auch eine körperliche. Diese Schwäche kann auch als An-

PSORA

triebsschwäche oder lethargisches Gefühl beschrieben werden. Sie ist aber keine echte Schwäche, denn sobald er eine Ablenkung findet, widmet er sich dieser mit voller Kraft.

Der Psoriker ist in einer gewissen Weise bemüht, die Wahrheit zu erlangen. Er liest viel, macht sich viele Gedanken und stellt als Kind viele Fragen, um grundsätzliche Informationen zu erhalten. Oft sucht er die Einsamkeit, um von allen Ablenkungen frei zu werden und ungestört zu seiner Quelle gelangen zu können. Kehrt er nach Wochen, Monaten oder Jahren nach Hause zurück, so schafft er seiner Gemeinde eine Basis, um ein besseres Leben führen zu können. Die Anwendung seiner Theorien und weisen Ratschläge trägt zu einer Erhöhung des Lebensstandards aller bei. Wie es aber bei allen Theorien der Fall ist, müssen sie sich nicht nur kurzfristig, sondern auch langfristig bewähren. Sein Plan ist sehr einfach, berücksichtigt aber in keiner Weise die Individualität der Menschen. Ferner beachtet er nicht, dass alles wächst und sich weiterentwickelt. Mit dem Wachstum entstehen neue Bedürfnisse, die ihren Platz in dem ursprünglichen Plan suchen. Für sie muss ein entsprechender neuer Raum geschaffen werden. Ist der ursprüngliche Plan zu einfach, wird dieser Prozeß nicht reibungslos vorangehen. Einiges muss zurückgestellt werden, anderes muss umorganisiert werden, und langsam kommt es zu Unzufriedenheit über die psorische Planungsdurchführung, da die versprochene großzügige Freiheit stark eingeschränkt werden muss.

Flucht in archaische Lebensform

Mit dem Wachstum nehmen die zwischenmenschlichen Beziehungen eine andere Gestalt an. All dies führt zu immer mehr Problemen, zumal die individuellen Wünsche immer stärker werden. Die Theorien und guten Ratschläge eines Menschen, der nur wenig praktische Erfahrung hat, entstehen aus dem menschlichen Intellekt.

Diese psorische theoretische Weisheit nährt das Phlegma. Der weise Psoriker kommt immer mehr zu dem Schluß, dass die Menschheit doch nicht zu retten ist. Es gibt zwar einige gute Menschen, aber die Masse ist einfach zu egoistisch. Jetzt entscheidet er sich, sich zurückzuziehen und endgültig in der ursprünglichen Natur zu leben. Seine bescheidene Unterkunft lag schon immer etwas abgelegen von dem ganzen Trubel. Jetzt will er ganz weg. Er ist der Natur sehr nah und beobachtet sie gerne, wobei er versucht, einfache Abläufe in der Natur zu verstehen. Schließlich verläßt er den Ort und wird zum Einsiedler.

Überzeugt davon, dass die Zivilisation die wirkliche Ursache der krankhaften Äußerungen der Menschheit sei, will er mit ihr nichts mehr zu tun haben. Bevor die Zivilisation kam, gab es den primitiven Menschen, und dessen Lebensform ist die einzig gesunde Art des Lebens für den Psoriker. Er ist jetzt unauffindbar, ahmt die Natur nach und meidet jeglichen sozialen Kontakt.

PSORA

Die Wirklichkeit im Gegensatz zur psorisch-metaphysischen Philosophie

Das Reich Gottes hat seine Basis in absoluter Ordnung und Struktur. Nur ein kurzes Vertiefen in diese Zusammenhänge wird uns klarmachen, dass ein System nur in dieser Ordnung reibungslos und perfekt funktionieren kann. Auch der Mensch hat einen ganz genauen Platz in diesem System, den er finden und erfüllen muss. Deswegen ist es nicht seine Aufgabe, den Platz von Tieren oder Pflanzen einzunehmen. Wenn er den Willen Gottes nicht akzeptieren will, muss er sein eigenes Reich aufbauen. Dieses Reich ist zwangsläufig kein Abbild des göttlichen, perfekten Reiches. Die Bewegung der Elemente in dem von Menschen geschaffenen Reich ist dann so langsam, dass sie nur in einem sehr bescheidenen und begrenzten System funktionieren kann. Das Reich Gottes ist ein unendlich schnell funktionierendes System, das aber gleichzeitig eine unbegrenzte Flexibilität hat. Lösungen können nicht nur blitzschnell gefunden, sondern genauso schnell auch umgesetzt werden.

Ordnung und Zielgerichtetheit

Wenn wir das Leben von Menschen anschauen, die sich von der Psora loslösen und sich immer mehr mit dem göttlichen Willen identifizieren, fällt uns als erstes auf, wie eine praktische Ordnung in ihr Leben einkehrt. Diese ist simpel, aber sehr effektiv. Sie wollen nicht über zu viele Dinge reden, sondern handeln: das, was ansteht, anpacken und auf dem schnellsten Weg über die Bühne bringen. Da die wirklichen Ziele von Anfang an klar sind, wird Nebensächliches unbeachtet gelassen. Zeit gibt es immer für das, was gerade als Aufgabe auftaucht. Spontane oder geplante soziale Kontakte werden ohne großen Zeitverlust gepflegt. Sobald eine Sache abgeschlossen ist, gehen sie voller Kraft zur nächsten über. Das Leben ist sehr abwechslungsreich, und der gesunde Psoriker ist sowohl bei den sich kurz abwechselnden Aktivitäten als auch bei den lang andauernden voller Kraft und Elan dabei.

Angst, tyrannisiert zu werden

Vielen von uns ist der Wille Gottes oft zuwider, da wir das Gefühl haben, er hält uns von unserem Glück ab. Der Wille Gottes ist, wie alles andere, über die Jahrtausende von Menschen nach menschlichem Verständnis dargestellt worden. Abgesehen von den Prinzipien, die für alle gleich sind, ist er eine individuelle Angelegenheit. Der Wille Gottes schmälert unser Glück nicht, sondern fordert uns auf, das aufzugeben, was unser Glück tatsächlich unaufhörlich ruinieren will. Er zeigt uns, was Glück wirklich ist. Die wirkliche Basis von Glück besteht in einem ehrenvollen Leben. Im Moment leben wir wie außergesetzliche Diebe. Auch unter der menschlichen Gesetzgebung gibt es die Außergesetzlichen. Die Diebe haben ihre eigene Ehre. Diese Ehre wird zum Teil sogar von vielen Menschen, die das Gesetz achten, mit Respekt betrachtet. Ein Dieb bleibt aber ein Dieb, egal, wie edel sein Charakter sonst ist. Erst wenn er bereit ist, im Rahmen der Gesetzgebung zu leben, hört er auf, ein Dieb zu sein. Er muss jetzt anfangen zu lernen, nach den Gesetzen zu leben. Selbstverständlich ist die menschliche Gesetzgebung ein schwaches und oft sehr verzerrtes Abbild der göttlichen Gesetze. Deshalb ist Gott sogar als Tyrann oder Despot dargestellt worden. Diese Angst, tyrannisiert zu werden, keine Freiheit mehr zu haben, sitzt tief in uns, und auch derjenige, der sehr bemüht ist, im Einklang mit dem Göttlichen zu leben, muss diese Angst im Laufe seiner Bestrebungen völlig überwinden.

Shakespeare hat uns große Weisheiten gegeben, die gleichermaßen einfach und praktikabel sind.

> König Henry: „Lass keinen Tag und keine Nacht
> ungeweiht vergehen,
> sondern erinnere dich stets dessen,
> was der Herr dir hat gegeben".

> „Let never day or night unhallowed pass,
> But still remember what the Lord hath done."

Shakespeare: Henry IV, Part 2, Act II, Scene 1

Praktische Anleitung zur Umwandlung der Psora

Blau, die Farbe des göttlichen Willens

Der Himmel, der die Erde überdacht, ist der Wille Gottes, strahlend blau am Tag und vom tiefsten Blau in der Nacht. Die erste Wirkung, die wir von dem Moment an spüren, an dem wir den Willen Gottes immer mehr in uns hineinlassen, ist eine steigende Klarheit. Immer dann, wenn es uns an Klarheit fehlt, stellen wir uns also vor, wir baden im blauen Meer der göttlichen Bestimmung. Es füllt uns mit einer Kraft, die jegliche Hindernisse und Widerstände überwindet. Diese Klarheit, unser Leben zielgerichtet führen zu können, baut langsam ein enormes Vertrauen in unsere rechtmäßige Bestimmung auf. Wir fangen an, wirklich zu glauben, dass die Lösung aller unserer Probleme in Gott liegt. Die Last des jahrtausendelangen Manipulierens der Materie in allen möglichen Formen weicht endlich von uns. Wir spüren eine immer größere Bereitschaft, uns nicht mehr wie ein Ertrinkender mit aller Kraft an unserem falsch geleiteten Willen festzuklammern. Die Freude, Gottes Willen zu tun, treibt uns jetzt voran, auch wenn wir noch viele Lasten loswerden müssen.

Musik, die den göttlichen Willen in uns intensiviert

RICHARD WAGNER

Die Musik von Richard Wagner ist durchdrungen von der Klarheit der blauen Flamme, die die Menschen an den guten und gerechten Willen Gottes erinnert.

PSORA

Anton Dvorak

Die Musik von Anton Dvorak ist wie das Erwachen beim ersten Morgenlicht, wobei unsere Energie beschleunigt wird, damit wir unsere Aufgaben und den Zweck unseres Daseins erfüllen können. Sie erweckt in uns ein Gefühl der morgendlichen Wachheit und des kraftvollen Tatendrangs.

Orsino:
„Sollte Musik die Nahrung der Liebe sein, spiele schön weiter."

„If music be the food of love, play on."

Shakespeare: Twelfth Night; Act I, 1.1.3

🌸 DIE ÜBUNG ZUR UMWANDLUNG DER PSORA

Der beste Tag zur Umwandlung der Psora ist der **Sonntag**, denn der Sonntag ist von Gott als der erste Tag der Woche vorgesehen. Hier wird sich vielleicht bei einigen Widerstand regen, weil sie etwas anderes in ihrem Leben praktizieren. Die Miasmen - das heißt das menschliche Bewußtsein in seiner eigenen Regie ohne die Leitung Gottes - haben für viele von uns den Sonntag zum letzten Tag der Woche gemacht und Nichtstun über ihn verordnet. Die Miasmen wollen, dass wir unsere Lethargie pflegen.

Der letzte Tag der Woche, Samstag, ist für die Vorbereitung auf die kommende Woche gedacht, damit wir bereit sind, uns für den Willen Gottes einzusetzen.

Richten Sie zuerst Ihre Aufmerksamkeit vollständig auf Gott.

1. Stellen Sie sich die Grundfarbe der Eigenschaft, den Willen Gottes, als eine sehr intensive **blaue** Flamme von drei Metern Durchmesser vor, die von unten auf Sie einstrahlt, sich um Sie herum ausbreitet und drei Meter nach oben reicht. In Ihrem Herzen empfinden Sie eine große Liebe für diese Flamme.

2. Jetzt stellen Sie sich einen strahlenden **sonnen-gelben** Ball vor, der sich aus der Mitte Ihres Herzens ausbreitet, bis er einen Durchmesser von drei Metern hat.

3. Als letztes stellen Sie sich eine **tiefrosa** strahlende Kugel im Kopf vor. Sie breitet sich von der Mitte des Kopfes drei Meter im Durchmesser aus.

Sie können jetzt die Wirkung im Herzen erleben oder aktiv das Scheitelchakra mit dem Herzen verbinden. Für manche ist es vielleicht ratsamer, erst nur die Herzensübung zu machen. Wenn Sie sich aktiv beteiligen möchten, dann stellen Sie sich eine strahlend weiße Fläche auf dem Scheitel vor.

Jetzt lassen Sie sich den Aspekt des Miasmas der Psora von Ihrem göttlichen Selbst zeigen, der für Sie gerade aktuell ist. Im weiteren Verlauf kann sich die Fläche zu all dem verändern, was gerade für Sie ansteht. Bleiben Sie fest in Ihrem Herzen verankert. Wenn Sie Hilfe brauchen, dann rufen Sie innerlich danach. Geben Sie sich voll in die Hände Gottes, dann sind Sie geschützt und werden geführt. Entweder legen Sie eine Zeit von ca. 15 Minuten für die Übung fest oder Sie lassen sich ganz und gar führen. Am Ende der Übung atmen Sie dreimal tief durch, strecken sich, wenn Sie sich danach fühlen, bis Sie wieder voll mit Ihrem Bewußtsein da sind und sich richtig geerdet fühlen.

Jetzt machen Sie die Anrufungen, um die Verankerung des göttlichen Willens in sich zu besiegeln. Wiederholen Sie jede Anrufung dreimal laut, klar, zügig und intensiv von ganzem Herzen.

PSORA

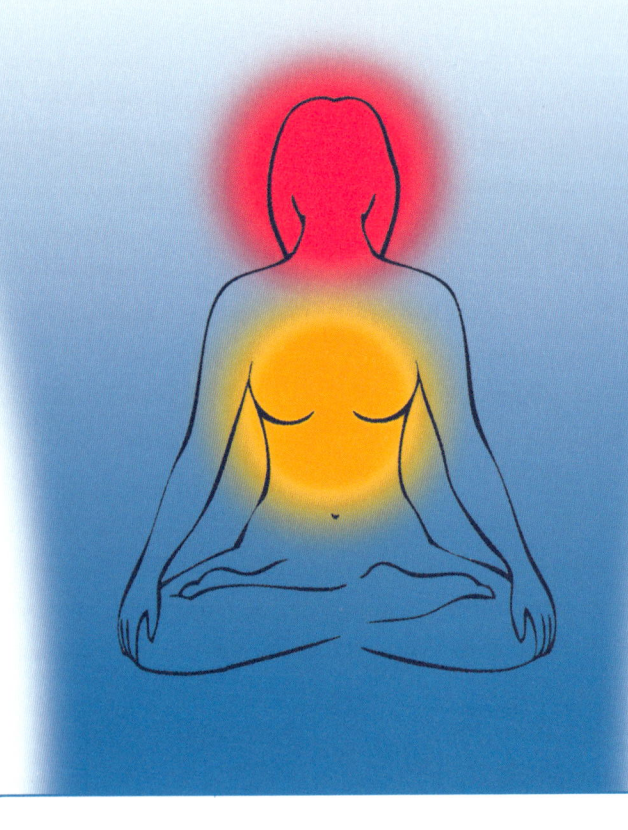

Die Anrufungen für die Psora

1. Ich lasse allen Ungehorsam los.
2. Ich höre auf die Stimme meines Herzens.✻
3. Ich bin all-eins mit Gott.
4. Ich bin Gott in Tätigkeit.
5. Ich danke für die Gnade.

Die Sykose

Psora sagt uns, dass es nicht mehr notwendig sei, den Willen Gottes zu beachten. Er, der Mensch, brauche Gott nicht, weil er selber göttlich sei. Aus diesem Grund könne er mit der Natur so umgehen, wie er will. Die Materie, die Substanz, aus der er geschaffen wurde, könne er jetzt nach seinem eigenen Gutdünken bestimmen. Aber die Liebe, das Kostbarste auf der Welt, ist nicht einfach so zu verschwenden. Wir können nicht einmal diesem und ein andermal jenem Liebe geben und dann einfach weitergehen. Liebe ist das erhaltende Prinzip, ohne sie gehen wir zugrunde. Es muss in allen Einzelheiten und genau bedacht werden, wie die gesamte materielle Struktur und ihre Eigenschaften aussehen sollen, die wir gerne als Ergebnis haben möchten.

Die Basis des Lebens

Nachdem wir dies nach langem Überlegen und Ausprobieren festgelegt haben, entwickeln wir für diese Form eine tief verwurzelte, unzerstörbare Liebe. Wir sind bereit, dem von uns Geschaffenen all unsere Liebe zu geben, um es für immer und ewig beizubehalten. Wir haben uns sozusagen Hals über Kopf in unsere Kreation verliebt. Das ist jetzt unser Leben geworden, das einzige, bei dem wir Glück empfinden, und folglich können wir uns gar nichts anderes vorstellen. Die geringste Abweichung davon würde uns unglücklich

SYKOSE

machen. In dem Schaffen unserer Form haben wir jedes einzelne Detail sehr genau kennengelernt, und die Zusammenhänge sind in uns eingeprägt. Nachdem wir die Entwicklung jeder Phase so genau mitgemacht haben, können wir für jede Phase die entsprechenden Regeln für das reibungslose Funktionieren klar erspüren und dann festlegen. Diese Regeln bilden jetzt die Grundlage unseres Lebens. Es ist für uns von höchster Wichtigkeit, dass keine Abweichung von den Regeln stattfindet. Eine Erweiterung der Regeln ist jedoch möglich und sogar gegebenenfalls wünschenswert. Unser Glück, unser Weiterbestehen, sogar unser Leben hängt davon ab, treu in dieser Form zu fungieren. Die erste Folge davon ist der absolute Gehorsam gegenüber dem, was wir mühsam errichtet haben. Das Leben ist uns vorgegeben, und mit größter Disziplin gehen wir daran, es Stück für Stück zu meistern.

Absolutes Bewahren der Tradition

Das Training fängt in frühester Kindheit an, wo das Bewußtsein noch an die himmlische Güte des Vaters glaubt und der freie Wille noch den gegebenen Grundplan als die Matrix seines Daseins ansieht. Man ahnt nicht, dass durch die miasmatischen Auswirkungen der Sykose daraus ein rigider, nur dem Familienoberhaupt gehorchender Wille wird. Die Bedingungen für das Glück hat der Sykotiker ganz klar bestimmt und festgelegt. Nur so ist es zu erreichen. Die Abweichungen davon, ob absichtlich oder unabsichtlich, werden sofort erbarmungslos mit den strengsten Korrekturmaßnahmen angegangen. Das Überleben dieser Matrix ist das Ziel. „Du sollst

SYKOSE

keine anderen Götter haben neben mir", heißt für den Sykotiker: „Du sollst keine anderen Lehrmeister haben neben mir." Damit ist das übergeordnete Prinzip gemeint. Von der vorgegebenen Struktur darf nicht im geringsten abgewichen werden. Die ganze Familie lebt in der traditionsgebundenen Struktur und die Kinder werden darin geschult; sie kennen nichts anderes. Jeder weiß, wo es langgeht. Alle Lehrer kennen die Tradition und die hohen Maßstäbe, denn sie sind ja auch in einer ähnlichen Kultur, einem ähnlichen Land oder einer ähnlichen Religion aufgewachsen.

Missbrauch der reinen Herzensliebe

Der Sykotiker kann die göttliche Liebe nicht mehr richtig empfangen und benutzt deshalb sein Wissen, um sie sich so weit wie möglich doch zu verschaffen. Da sie jedoch eine vom Wissen geschaffene Liebe ist, ahmt sie die göttliche Liebe nur nach. Leider glaubt der Sykotiker ganz fest, dass die Gefühle, die in seinem Herzen entstehen, der reinen göttlichen Liebe entspringen.

Die Psora ist immer der Wegbereiter der Sykose. Ein Miasma baut auf dem anderen auf und ihre Wege kreuzen sich ständig, eines bedingt das andere. Der Psoriker kann natürlich die Liebe Gottes auch nicht mehr richtig empfangen, da er dem Willen Gottes nicht mehr folgt. Sobald er das erkennt und sich wieder mit der Quelle (dem Göttlichen) verbindet, kann die Sykose nicht entstehen. Es besteht also jederzeit die Möglichkeit zur Einsicht und Umkehr!

Nur dann kann der Mensch den leuchtenden Geist, den Gott ihm gegeben hat, auch benutzen. Er muss erkennen, dass er alles, was er ist und hat, von Gott empfangen hat. Sobald er sich in absolutem Gehorsam und bedingungsloser Liebe ergibt, fließt ihm alles, was er braucht, im Überfluss zu, ohne dass er sich abrackern und plagen muss. Alles, was er erreichen möchte, gelingt ihm mit einer Leichtigkeit, von der sich der miasmatisch verführte Mensch keine Vorstellung machen kann. Sobald die Miasmen Fuß fassen konnten, weil der Mensch sich an die Stelle Gottes setzen möchte, breitet sich unweigerlich ein starker Sog aus, der den verirrten Menschen mehr und mehr in die Tiefe zieht. In diesem Strudel verfällt der Mensch immer mehr den Illusionen, die ihm die Miasmen vorgaukeln. Letztendlich hält er die Schatten, von denen er nun umgeben ist, für die einzige Realität und vergißt, wer er in Wirklichkeit ist, woher er stammt und wem er alles zu verdanken hat. Das Ego macht sich vor, in der Welt der Illusion, der vergänglichen Reize, die Befriedigung seiner Sehnsüchte zu finden.

Schleichende Unterwanderung des Entscheidungsvermögens

Zu Beginn der Imprägnierung oder des Kontaktes mit dem Miasma hat der Mensch noch viel Göttliches in sich, so dass er ziemlich nahe an das Reale kommen kann. Doch sobald seine Wachsamkeit abnimmt, breitet sich das Miasma schleichend immer mehr aus. Der feine Unterschied wächst sich im Laufe der Zeit zu einer manchmal unüberwindlich scheinenden Kluft aus, vor allem in Zeiten, wenn

SYKOSE

das unaufhörlich auf das Ego einredende Miasma von der sanften Dauerberieselung zu einer lautstark treibenden Kraft anschwillt, welche die leise Stimme des Herzens zum Schweigen bringt. So bahnen sich unaufhaltsam Zerstörung und Verfall an. Der zweite Verstoß begann, als der Mensch die Liebe Gottes an sich reißen wollte (dieser Verstoß war gewissermaßen durch die Psora schon vorprogrammiert).

Der sykotisch angesteckte Mensch versucht, sein Leben in jeder Weise so einzurichten, dass er so viel Liebe wie möglich empfängt. Er schafft sich einen Lebensstil, in dem er sich wohlfühlt: nette Leute, ein schönes Haus, eine gute Wohngegend. Sein Leben verläuft in festen Bahnen. Da ist kein Platz für unvorhergesehene Zwischenfälle, welche die mühsam aufgebaute Sicherheit gefährden könnten. So entsteht langsam ein Gebäude auf der physischen, mentalen und emotionalen Ebene, wo er genau die Liebe empfängt, die er sich wünscht. Aber was ist daran so miasmatisch, könnte man sich fragen. Haben wir nicht das Recht, uns Liebe zu wünschen? Richtig, doch der Sykotiker hat vergessen, dass Liebe immer von ganz alleine fließt. Er hat auch vergessen, woher die Liebe kommt. Das Einzige, das ihm noch in schwacher Erinnerung geblieben ist, ist, dass diese Liebe einmal seine Seele genährt hat.

SYKOSE

Verstoß gegen die Weisheit des Herzens

Sein ganzes Sinnen und Trachten ist nun darauf angelegt, sich diese Liebe mit größtmöglicher Gewißheit und Sicherheit zu verschaffen. Dies geschieht mit System, indem er gezielt rekonstruiert, welche Erfahrungen und Erlebnisse am meisten Liebe in ihm erzeugt haben. Er betrachtet alle Faktoren und ihre Wirkungsweise aufeinander genau, um das angestrebte Ziel zu realisieren. So versucht er, sein ganzes Leben darauf auszurichten, diese Ziele zu erreichen. Er schafft sich eine bestimmte Struktur, um Liebe zu empfangen. Aber das alles macht er nicht für Gott, sondern um sein eigenes Ego aufzubauen. Die göttliche Liebe kennt er nicht, denn das, was er aufgebaut hat, will er für immer behalten. Es ist seine Kreation und er liebt sie über alles. So klammert er sich an bestimmte Schemen und tut alles, um die darin enthaltenen Werte aufrechtzuerhalten. Damit verstößt er immer wieder gegen das wahre Wissen, das frei von menschlichen Begrenzungen ist.

Die sykotischen Eltern bringen das Festhalten an den von ihnen aufgestellten Schemen und Wertesystemen auch ihren Kindern bei und zwar schon von frühester Kindheit an, wenn die Kinder die Eltern noch mit Gott gleichsetzen. Sie erwarten absoluten Gehorsam im Rahmen ihrer Lebensphilosophie, die sich durch Rituale und Zeremonien, Traditionen und Gewohnheiten, Regeln und Prinzipien, religiöse Bräuche - kurzum alles, was starr ist - äußert. In jungen Jahren wehrt sich der freie Wille des Kindes noch nicht dagegen, es ist total empfänglich. Solange die Kinder dieser Eltern sykotisch

SYKOSE

sind und alles brav mitmachen, gibt es keine Probleme. Doch gelegentlich wird ein tuberculinisches Kuckucksei in eine sykotische Familie gelegt, und dann gibt es Krach, weil das tuberculinische Kind seine Individualität von keiner Autorität einschränken lassen will. Das Oberhaupt der Familie legt fest, wie und wann das Kind Liebe bekommt, und davon darf nicht abgewichen werden. Sollte dies doch einmal vorkommen, wird es erbarmungslos korrigiert. Das tuberculinische Kind wird jedoch, wenn nötig, seinen eigenen Weg gehen.

Werte sichern

Das Kind lernt von Anfang an die hohen Maßstäbe des Hauses zu ehren und zu huldigen. Es wird mit all seinen Kräften das Haus vor fremden Einflüssen schützen. Um dieses Ziel zu erreichen, hat sich das sykotische Familienoberhaupt einige Schutzmaßnahmen in die Erziehung eingebaut. So erzählt es beispielsweise so wenig wie möglich über sein häusliches Reich. Es möchte auf jeden Fall verhindern, dass Geheimnisse preisgegeben werden und läßt sich nicht in die Karten schauen. Selbst den Vertrautesten gibt es nur so viele Informationen wie unbedingt notwendig. Alles wird so organisiert, dass niemand den gesamten Überblick hat, nur zusammen könnten Außenstehende alles wissen. Auf diese Weise kann es keinen Verrat geben, der die Sicherheit des Familienclans bedrohen würde.

Sollte doch einmal jemand die Gesetze brechen, so wird dieser Mensch entweder aus dem Familienverband ausgeschlossen – ge-

SYKOSE

gebenenfalls werden noch stärkere Maßnahmen gegen ihn ergriffen – oder er wird auf den richtigen, sprich sykotischen Weg gebracht.

Mit allen Menschen, die seine Stellung respektieren, kommt der Sykotiker glänzend zurecht. Das sind vor allem Gleichgesinnte, also ebenfalls Sykotiker. Je fremder ihm Menschen sind, desto weniger läßt er sie an sich heran und isoliert sich selber dadurch. Für den Umgang mit fremden Menschen möchte er feste Regeln aufstellen, damit alles so läuft, wie er es sich vorstellt. Dazu muss natürlich ein Treffen mit Fremden in seinem Reich stattfinden, wo er aber nur die Fassade zeigt. Bevor er sich mit jemandem trifft, versucht er alles über ihn in Erfahrung zu bringen. Wenn der zu „Bespitzelnde" auch ein Sykotiker ist, ist das verständlicherweise nicht so einfach, dafür fällt es aber leichter, sich mit diesen Menschen auf Regeln für gemeinsame Geschäfte zu einigen.

Der Sykotiker möchte die Zuneigung und Sympathie des anderen, ohne dafür etwas von sich preiszugeben. Er ist ein Mensch der Verschleierungstaktik. So redet er immer „um den heißen Brei herum"; er verbreitet zwar keine direkten Lügen, stellt die Fakten aber so unvollständig dar, dass die Wahrheit nicht ganz klar ist. Grundsätzlich neigt er dazu, Sachen umständlich zu beschreiben. Er hört sich gern reden und ist selbstgefällig. Der Sykotiker ist ein Mensch, der in jeder Beziehung die Fülle liebt. Um einen einfachen Sachverhalt darzustellen, hält er einen langen Vortrag, während jeder andere dieselben oder bessere Resultate mit wenigen Sätzen erzielt. Er liebt es, gut und viel zu essen. Seine Speisekammer ist immer gut gefüllt, denn er ist auch ein Mensch mit einem großen Sicherheitsbedürfnis. Viele Kinder zu haben ist auch einer der Träume eines Sykotikers.

Der Sykose-Mensch sieht immer nur das Seine und hält das für das Beste. Das Fremde wird sykotisch umprogrammiert und unterliegt nun seinem Einfluß. Manche Sykotiker sind aber auch genau das Gegenteil von fremdenfeindlich. Sie wollen nach außen expandieren und gehen mit offenem Herzen in die Fremde. Dort agieren sie mit allen, als ob das schon immer ihr Leben gewesen wäre. Tatsächlich ist es eigentlich nichts Neues für sie und so gewinnen sie die Herzen aller im Sturm. Dabei legen sie es gar nicht darauf an, die anderen zu überzeugen, sie sind einfach überzeugend. Diese Sorte Sykotiker ist weltoffen und überzeugt alle von ihrem jovialen und edlen Charakter, der eine magische Anziehungskraft hat. Durch ihre vielfältigen Talente kommen sie zu hohen Ehren, verschaffen sich höchsten Status und bekommen führende Positionen übertragen. So ist ihnen die Rolle des Retters auf den Leib geschneidert. Diese Menschen haben sich sehr viel tiefes Wissen angeeignet, aber sie halten sich stets zurück und lassen sich nicht in die Karten schauen.

Der Sykotiker beendet niemals eine Sache, sondern geht lieber gleich zur nächsten über. Doch er ist in einer Führungsposition und alle vertrauen auf ihn. Jeder fühlt sich in seiner Gegenwart sicher. Er ist die Garantie für ein glückliches, angenehmes, sorgenfreies Leben, der Markenname für hohe Lebensqualität. Es gibt bestimmte Dinge im Leben, die dafür sorgen, dass alles reibungslos funktioniert, es keine Verspätungen gibt und wichtige Sachen erledigt werden. Der

Sykotiker verfügt über diese Dinge; er gibt sie den Leuten und gibt ihnen damit das, was sie brauchen, was sie glücklich macht. Die Leute wiederum glauben und vertrauen ihm. Sie folgen ihm willig, weil es dem Wohl aller dient. Wo immer der Sykotiker auftaucht, verbreitet er ein Gefühl von Zusammengehörigkeit und Wohlbefinden. Von seinem auf Expansion angelegten System geht eine gewaltige, besitzergreifende Kraft aus. Es verbindet Funktionalität und Quantität. Ein Gefühl des Überflusses ist da und seine Ideen pflanzen sich überall fort.

Die Miasmen durchdringen alle Ebenen unseres Daseins, sie wirken auf der geistig-spirituellen Ebene genauso wie auf der materiellen und kommerziellen. Alles vom Menschen Geschaffene ist in der einen oder anderen Richtung miasmatisch geprägt. Was die sykotischen Ideen betrifft, so ist es nicht ratsam, diese in Frage zu stellen, denn die Sykose kennt in der Verteidigung ihres Reiches keine Gnade. Eher würde sie jemanden aus dem Weg räumen, als auch nur einen Bruchteil ihrer Ideen oder ihres Besitzes aufgeben. Die Methoden, mit denen die Sykose versucht, ihren Besitz zu vergrößern, sind nicht die feinsten; hier geht es stets um Expansion um jeden Preis. Langsam aber sicher wird alles, was sie erobern will, unterwandert.

Positive Manipulation

Die Gedanken der Sykose lassen sich so beschreiben: „Wie muss ich handeln, damit sich die anderen für meine Interessen einsetzen, auch wenn sie eigentlich ganz andere Interessen verfolgen?"

SYKOSE

Der Sykotiker versteht es, sich überall dort einzuschmeicheln, wo etwas für ihn herausspringt, er etwas „absahnen" kann. Die Menschen sind total von ihm bzw. seinen Ideen angetan. Langsam vereinnahmt er alle und wandelt ihre Interessen seinen Bedürfnissen entsprechend um. Die Menschen fühlen sich in seiner Umgebung wohl und sind glücklich. Was ist also falsch, wo liegt das Krankhafte, das Miasmatische?

Ganz einfach: Der Sykotiker gibt den Menschen nicht das, was sie wirklich brauchen, sondern er manipuliert sie.

Die Struktur, die er ihnen vorgibt, muss exakt befolgt werden, bis sie zu ihrer zweiten Natur wird. Die Menschen unterdrücken ihre eigenen Bedürfnisse, um jemandem zu folgen, der ihnen Sicherheit und Wohlstand verspricht. So baut der Sykotiker ein System um sich auf, das total auf seine selbstsüchtigen Zwecke ausgerichtet ist. Diese Zusammenhänge sind für die anderen nicht so leicht zu durchschauen. Man spürt zwar, dass etwas falsch läuft, aber man kann es nicht genau beschreiben. Es ist heimtückisch. Die Menschen, die der Sykotiker ausnutzt, bekommen nur das, was die sykotische Struktur zuläßt. Dadurch wird das ganze Leben sehr begrenzt verlaufen, ohne dass die Betroffenen es überhaupt merken. Der einzige Lebensinhalt des Sykotikers besteht darin, die sykotische Struktur zu bewahren. Je mehr wir uns vom Zentrum entfernen, desto schwächer wird der Sog, aber die Dinge werden immer nach dem selben Muster angegangen, so dass die Liebe immer mehr begrenzt wird.

SYKOSE

Der Verstoß der Sykose richtet sich gegen das Wissen. Sie benutzt Wissen und Weisheit, um die anderen in ihrem Bann zu halten. Dafür sind die Grundbedürfnisse des Lebens in dem gegebenen Rahmen gesichert.

Cressida:
„Aber du bist weise,
Oder du liebst nicht, denn weise sein
und auch noch lieben
Liegt nicht in menschlicher Macht;
das ist das Reich Gottes."

„But you are wise,
Or else you love not, for to be wise and love
Exceeds man's might;
That dwells with Gods above."

Shakespeare: Troilus and Cressida III.2.155

Praktische Anleitung zur Umwandlung der Sykose

Sonnengelb, die Farbe des Wissens und der Weisheit Gottes

Die Sonne steht für die Erleuchtung, das Erhellen des Geistes, der dann die Dinge im richtigen Licht sehen kann. Unter dem Einfluß der Sonne fängt der Geist an, alles mit dem Licht des Wissens zu beleuchten. Wenn das Licht eine Verbindung zum Geist des Menschen findet, fließt diesem unaufhörlich Wissen von der Quelle der Weisheit zu und wird auf alles gerichtet, was ihm begegnet. Wenn das Wissen in das Herz gelangt, wird es zur Weisheit. Er erkennt nun, was von bleibendem Wert und was vergänglich ist. Das Vergängliche ist nun nicht mehr wichtig. Wenn der Mensch das erkennt, verliert es für ihn jegliche Bedeutung. Mit eisernem Willen richtet er nun seine Aufmerksamkeit auf das Wertvolle, das Göttliche.

Musik, die die göttliche Weisheit in uns intensiviert

WOLFGANG AMADEUS MOZART

Die Musik von Mozart ist Balsam für unsere Seele, wenn wir mühsam kämpfen, um aus der Enge, in die wir uns selbst gebracht haben, herauszukommen.
Unsere Herzen werden mit Dankbarkeit erfüllt, während wir beglückt der weisen Führung Gottes folgen.

Franz Schubert

Franz Schubert komponierte eine Musik, um der Seele Trost zu spenden, damit wir doch noch die „lieben" Lektionen lernen, die uns so lieblos erscheinen. Suche in der „großen Weisheit, die Gedanken zu Gott erhebend", das ist die Melodie seiner Symphonien. Wenn wir uns von unserer Seele getrennt haben, um uns vor der Brutalität der Welt zu schützen, dann führt uns seine Musik wieder zur Quelle zurück.

Titania:
„Was begehrt dein Herz, meine Geliebte, Herzensmusik?"

„What will thou hear some music, my sweet love?"

Shakespeare: A Midsummer Night´s Dream, IV.1.27 f.

DIE ÜBUNG ZUR UMWANDLUNG DER SYKOSE

Am **Montag**, dem zweiten Tag der Woche, üben wir uns in der Weisheit.

Richten Sie zuerst Ihre Aufmerksamkeit vollständig auf Gott.

1. Stellen Sie sich die Grundfarbe der Eigenschaft, die göttliche Weisheit, als eine sehr intensive **gelbe** Flamme von drei Metern Durchmesser vor, die von unten wie die Sonne auf Sie einstrahlt, sich um Sie herum ausbreitet und drei Meter nach oben reicht. In Ihrem Herzen empfinden Sie eine große Liebe für diese Flamme.

2. Jetzt stellen Sie sich einen leuchtenden **rosa** Ball vor, der sich aus der Mitte Ihres Herzens ausbreitet, bis er einen Durchmesser von drei Metern hat.

3. Als letztes stellen Sie sich eine strahlend **blaue** Kugel im Kopf vor. Sie breitet sich von der Mitte des Kopfes drei Meter im Durchmesser aus.

Sie können jetzt die Wirkung im Herzen erleben oder aktiv das Scheitelchakra mit dem Herzen verbinden. Für manche ist es vielleicht ratsamer, erst nur die Herzensübung zu machen. Wenn Sie sich aktiv beteiligen möchten, dann stellen Sie sich eine strahlend weiße Fläche auf dem Scheitel vor.

SYKOSE

Jetzt lassen Sie sich den Aspekt des Miasmas der Sykose von Ihrem göttlichen Selbst zeigen, der für Sie gerade aktuell ist. Im weiteren Verlauf kann sich die Fläche zu all dem verändern, was gerade für Sie ansteht. Bleiben Sie fest in Ihrem Herzen verankert. Wenn Sie Hilfe brauchen, dann rufen Sie innerlich danach. Geben Sie sich voll in die Hände Gottes, dann sind Sie geschützt und werden geführt. Entweder legen Sie eine Zeit von ca. 15 Minuten für die Übung fest oder Sie lassen sich ganz und gar führen. Am Ende der Übung atmen Sie dreimal tief durch, strecken sich, wenn Sie sich danach fühlen, bis Sie wieder voll mit Ihrem Bewußtsein da sind und sich richtig geerdet fühlen.

Jetzt machen Sie die Anrufungen, um die Verankerung der göttlichen Weisheit in sich zu besiegeln. Wiederholen Sie jede Anrufung dreimal laut, klar, zügig und intensiv von ganzem Herzen.

SYKOSE

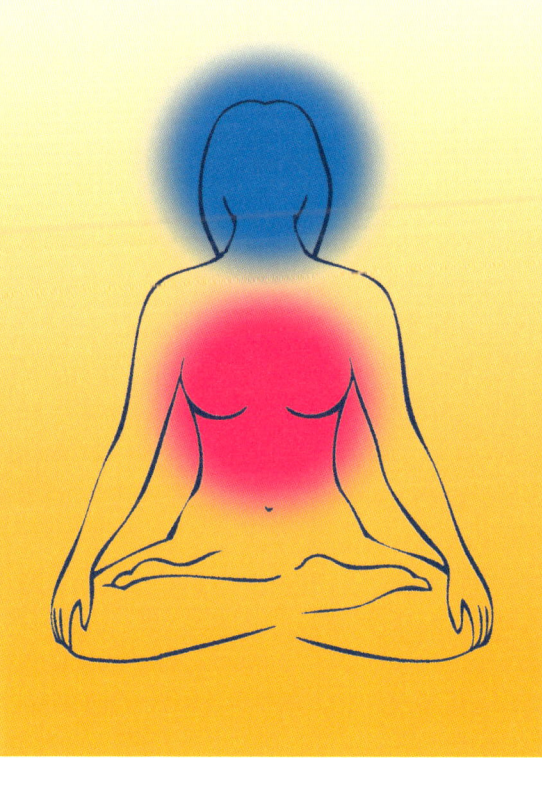

Die Anrufungen für die Sykose

1. *Ich lasse alle meine Vorstellungen über Liebe los.*
2. *Ich bin würdig, von Gott geliebt zu werden.*
3. *Ich bin die Morgenröte der reinen, bedingungslosen Liebe.*
4. *Ich verneige mich in Ehrfurcht vor Gott.*

Die Syphilis

Nachdem sich die sykotische Struktur in der Menschheit festgesetzt hatte, wurden die Möglichkeiten, Liebe zu empfangen und zu geben, sehr eingeschränkt. Im Grunde genommen wurde in dem Moment des Verstoßes gegen das Bündnis mit Gott gleichzeitig der Keim für alle Miasmen gelegt. Sie wurden dann nach und nach aktiv. Je weniger der Mensch zulässt, dass ein Miasma sich in ihm festsetzt, desto größer ist die Chance, dass er den Übergang in das nächste Miasma, das noch krankheitsverstärkender sein wird, verhindern oder abschwächen kann. Darin muss sein dauerndes Bemühen liegen. Je nachdem, wie konkret ein Miasma sich bereits manifestiert hat, desto aktiver läßt es auch das nächste Miasma der Reihenfolge werden. Aber die Miasmen entwickeln sich nicht in der Weise, dass sich erst die Psora voll ausbreitet, dann die Sykose und dann die Syphilis, sondern es ist so wie bei einer Kettenreaktion, bei der das Fortschreiten eines Prozesses dem nächsten mehr Raum zur Entwicklung gibt. Also ist in der Entstehung der Sykose schon die gleichzeitige Entwicklung der Syphilis usw. angelegt.

Die Stärke eines Miasmas im Menschen und die Beziehungen der Miasmen untereinander sind von ihrer ursprünglichen Individualität abhängig. Die Psora ist natürlich am weitesten entwickelt, da sie das erste Miasma ist. Die anderen sind zwar schon angelegt, aber sie bleiben anfangs im Hintergrund.

Als die Sykose die Liebe immer mehr schmälerte, wurde der Mensch mit der Entwicklung, die ihm nicht bewusst war, immer unzufriedener. Die Menge der Liebe ist von der Größe des Gefäßes, welches jeder Einzelne der Liebe bietet, abhängig. Je mehr Liebe jemand gibt, desto mehr weitet das sein Herz, und desto mehr Liebe kann er empfangen. Nur durch das Geben kann das Gefäß gebildet und Liebe empfangen werden.

Je tiefer sich die Miasmen einprägen, desto schwieriger wird es, Liebe zu empfangen, und desto unzufriedener wird der Mensch. Er gibt zwar Liebe, möchte aber proportional mehr zurückbekommen. Und so wird er immer fordernder. Wenn er die Liebe nicht freiwillig bekommt, muss er sie sich eben holen, meint er. In diesem Stadium wird die Syphilis aktiv.

Der Verstoß gegen das Gesetz vom Geben und Nehmen

Der dritte aktive Verstoß gegen die Liebe besteht darin, dass der Mensch seine Macht ausnutzt und die anderen zwingen will, ihm das zu geben, was er haben will. Liebe ist nicht etwas, das im abstrakten Sinne vorhanden ist, sie wird vielmehr durch Handlungen in Bewegung gesetzt. Nur dann jedoch, wenn sich die Menschen in seinem Umfeld ihm gegenüber wohlwollend verhalten, bekommt der Syphilitiker die Liebe, die er braucht.

Er weiß, wie er sich verhalten muss, um Liebe zu bekommen; er weiß genau, was liebevolles Verhalten bedeutet. Jetzt fängt er an, seine Macht so auszuüben, dass die Menschen alles tun, was er will, damit er noch mehr von der ersehnten Liebe erhält, die ihm so schmerzhaft fehlt.

Auch der Sykotiker benutzt sein Wissen, um Liebe zu empfinden, zu empfangen. Was er gibt, ist begrenzt, deswegen erhält er auch nur begrenzte Liebe. Er verstößt aber noch nicht gegen das Gesetz von Geben und Nehmen.

Der Syphilitiker verstößt gegen das Gesetz der Liebe. Er nimmt, ohne Liebe zu geben. Die Sykose und die Syphilis beginnen also gleichzeitig, aber die Syphilis wird in dem Moment aktiv, wo der Mensch mehr verlangt, als er geben kann.

Der Sykotiker tut so, als würde er Liebe geben, damit er Liebe bekommt. Er möchte unendlich viel Liebe und steckt sein Verlangen danach in Objekte (Menschen, Tiere, Luxusgüter). Der syphilitische Prozeß ist stärker zielgerichtet. Dieser Mensch setzt ohne Umschweife alles dafür ein, um das zu schaffen oder zu erreichen, was er will.

Machtausübung ohne Liebe

Dieses Muster hat viele Variationen und – wie bei allen Miasmen – seine sogenannten positiven und negativen Aspekte. Jedoch ist es immer das gleiche Prinzip, ob man es nun als gut oder böse be-

SYPHILIS

trachtet. Es geht darum, die eigene Macht auszuüben, um sein Ziel zu erreichen, ohne das Gesetz der Liebe zu beachten. Die syphilitischen Handlungsweisen, vor allem wenn sie positiver Natur sind, sind sehr beeindruckend, und sie werden sehr geachtet. Auch das Negative ist faszinierend, aber es wird verachtet. Das Faszinierende, Beeindruckende ist, dass diese Menschen Dinge schaffen, die anderen nicht halbwegs gelingen. Jeder Mensch hat jedes Miasma in sich, deswegen erbringt jeder gewisse Leistungen in seinem Leben, aber Höchstleistungen kommen meist nur sehr vereinzelt vor. Dies ist abhängig von der Aktivität des Miasmas im Menschen. Bei einem Menschen, der sehr viel bewegende Kraft von einer bestimmten Eigenschaft in sich aufgebaut hat, hat man das Gefühl, er sei völlig davon durchdrungen. Dennoch bleibt er miasmatisch, da das Ziel und die Art und Weise dieses zu erreichen von einem Miasma charakterisiert und bestimmt wird. Sein Handeln dient nicht ausschließlich Gott, daher ist die Balance der drei Grundeigenschaften Gottes – Macht, Weisheit und Liebe – nicht vorhanden.

Der Mensch versucht aber, trotz seiner grundsätzlichen Trennung von Gott, gewissermaßen im Sinne Gottes zu handeln. Die Verbundenheit mit Gott schwankt bei jedem Menschen von Handlung zu Handlung. Manchmal ist die Kluft sehr groß, zeitweise kann er ganz getrennt von Gott sein. Dies ist an sich noch keine Katastrophe. Es wird erst dann katastrophal, wenn der Mensch diese Tatsache als negativ wertet und seine Bemühungen ganz aufgibt, die Kontrolle über das eigene Leben im Sinne Gottes zu gewinnen. Nur die Bemühungen, die Miasmen in sich zu erkennen, sie wirklich zu verstehen und aufzugeben, zählen. Auch wenn dabei die Verbundenheit mit Gott manchmal schwankt. Sind die Miasmen erst einmal aufgelöst, kehrt die Verbundenheit automatisch zum Menschen zurück.

Ohne Verzögerung ans Ziel

Der Syphilitiker will keinen Fehler machen. Er will ohne den geringsten Widerstand von außen sein Ziel erreichen. Ein Fehler bedeutet eine Verzögerung seines Vorhabens. Deswegen sind Fehler nicht erlaubt und erwünscht.

Aus diesem Grund legt er sich zuerst eine imposante Figur zu und pflegt diese sorgfältig. Er studiert genau die Eigenschaften von Personen, die große Macht und Autorität haben. Diese schult er dann an sich selbst bzw. schlüpft in diese Rolle hinein. Meist ist er groß und stark – oder wirkt zumindest so – und wird von einer Eigendynamik bewegt, die unerschöpflich scheint. Dieser Mensch kennt keine Angst, ist zuversichtlich, alle fühlen sich sicher und geschützt in seiner Gegenwart. Er handelt, ohne zu zögern, und erreicht sein Ziel bzw. erledigt das, was ansteht, stets auf dem direkten Weg. Die Regeln hat er in seinen Kopf „eingehämmert" und er befolgt sie automatisch, ohne sich von etwas anderem beeinflussen zu lassen. „Zögerst du, bist du tot!", ist zum Beispiel eine seiner Lebensregeln. Selbst die kompliziertesten Situationen erfasst er mit einem Blick. Das Ziel ist immer klar, die Handlung erfolgt unverzüglich. Sein Training besteht darin, sich all die Eigenschaften und Informationen

gründlich anzueignen, damit er im Moment des Handelns die notwendigen Fähigkeiten und das richtige Wissen hat.
Er ist sowohl im Geist als auch im Körper flink, agil und fleißig. Wenn es gilt, sich ein notwendiges Wissen anzueignen, ist ihm keine Mühe zu viel, keine Zeit zu kostbar. Es belebt ihn immer, eine Aufgabe mit Elan anzugehen. Zeit hat keine Bedeutung für ihn. Kommt eine noch größere Aufgabe auf ihn zu, scheint dies seine Kraft so zu steigern, dass er der neuen Anforderung noch leichter gerecht wird.

Wissen ist Macht

Der Syphilitiker will alles wissen, die tiefsten Geheimnisse der Dinge und Menschen. Er schult seine Fähigkeiten immer weiter und eignet sich andere an, die ihm nützlich sein können. Geld ist Macht. Reichtum gibt Macht. Freunde, die gleich gesinnt bzw. Verbündete sind, bedeuten Macht. Es geht ihm darum, das zu bekommen, was er will. Die Macht bzw. das, was die Macht gibt, wird ohne Einschränkung für das Ziel eingesetzt. Je mehr er davon an sich reißt, umso größer wird seine Macht. Doch er hängt nicht an dem, was ihm die Macht verleiht.

Alles ist entbehrlich! Sein Auftreten ist das einer Autorität. Sein Wort, sein Wunsch gilt, und man kann ihm nur schwer widerstehen. Es gibt viele verschiedene Situationen und Umgebungen, in denen er auftritt und tätig sein kann. Seine Natur ist fließend und entsprechend lebhaft von den untersten Stufen der Mildtätigkeit bis zu den höchsten Stufen der Durchsetzungskraft. Kraft ist immer da, gleich, ob sie sich als die milde Macht des Mitfühlenden (Mitdenkenden) oder als durchdringende Intensität äußert. Sie ist einfach unwiderstehlich. Stufenlos gleitet er von einer Einstellung zur nächsten.

Das Wort Unbeständigkeit beschreibt ihn sehr präzise. Hat er absolute Kontrolle über sich, ist es ein Hineinfließen in das Nächste und wieder in das Nächste. Je mehr das Miasma fortschreitet, um so überschießender sind die Reaktionen. Hier zeigen sich seine Unbeständigkeit und seine Flatterhaftigkeit immer deutlicher. Der Syphilitiker ist das Gegenteil vom Sykotiker. Letzterer hat eine beständige Natur: entweder konstante Liebenswürdigkeit, felsenfeste Disziplin oder anhaltender Charme. Das Verhalten des Sykotikers ändert sich nicht oder nur geringfügig.

Die Welt des Syphilitikers besteht also aus gut funktionierenden Teilen, die perfekt miteinander kooperieren. Die Einzelteile überprüft und pflegt er ständig auf ihre Integrität hin. Wenn er etwas erreichen will, zieht er alles Dazugehörige in Betracht. Er studiert die Menschen intensiv, die mit seinen Projekten zu tun haben werden. Einige von ihnen sollen auch Machtpositionen innehaben. Es geht darum, herauszufinden, was der andere braucht und welche Schwächen er hat. Man nutzt diese Schwäche der anderen, erfüllt seinen Wunsch und kann jeden Preis verlangen. Die Verhandlung läuft über bestimmte Projekte auf einer sehr nüchternen und freundlichen Basis. Es geht um die Sache, und es ist wichtig, dass diese Beziehung genauso erhalten bleibt. Störungen sind nicht erwünscht.

Anspielungen auf das Bedürfnis (die Schwäche) des anderen werden unterlassen, weil es als beleidigend aufgefasst werden könnte. Für den Syphilitiker sind die Schwächen des anderen ganz normale Tatsachen, die er respektiert. So benutzt und pflegt er seine Beziehungen und setzt alles in Bewegung, um sein Vorhaben Stück für Stück voranzutreiben.

Am Anfang, wenn das Miasma gerade aktiv wird, hat der Syphilitiker das Ziel vor Augen und nimmt sich die Zeit, um alles perfekt vorzubereiten, so dass es dann richtig und reibungslos bis zum Ende abläuft. Mit der Zeit passieren jedoch immer wieder Dinge, die seine Pläne verzögern, anscheinend uneffektiv machen oder gar umwerfen. Im Moment der Verzögerung ist er mental schon wieder beim nächsten Schritt. Doch eigentlich wäre es an der Zeit, zurückzublicken und die Ursache herauszufinden, um dann das Notwendige zu ändern. Nun kommt der freie Wille erneut ins Spiel. Wenn wir uns für eine Richtung entschieden haben und diese verfolgen, sollten wir nicht neue Entscheidungen fällen, denn die einzelnen Schritte sind schon klar festgelegt. Nur dann, wenn wir sehen, dass das Geschehen in eine Richtung führt, die wir so nicht wollen, sollten wir eine neue Entscheidung treffen.

Übereifer kann zur Zerstörung führen

Im Falle von Syphilis besteht die Gefahr, mit zu viel Eifer und ohne jede Verzögerung das Ziel erreichen zu wollen. Der Mensch will eine schnelle Lösung und duldet bzw. erträgt keine Störung. Früher hätte er z. B. sein Schwert gezogen und seinen besten Freund enthauptet. Was im Wege steht, wird sofort beseitigt. Als Kain Abel erschlug, war das der endgültige Einstieg in den Sog des syphilitischen Miasmas. Drohen seine Pläne vereitelt zu werden, vernichtet der Syphilitiker die vermeintliche Ursache. So kann die Zerstörung auch gegen ihn selbst gerichtet sein.

Gegebenenfalls zieht er sich zurück und schaut sich genau an, aus welchen Gründen es zum Fehlschlag kam. Der nächste Schritt wird dann gründlicher überlegt, geplant, vorbereitet und durchgeführt.

Verstoß gegen die Liebe

Die Regeln und Prinzipien, die benutzt werden, um so zu handeln, haben für den Syphilitiker ihre absolute Richtigkeit. Aber der Verstoß gegen die Liebe bleibt trotzdem. Die Miasmen können die Prinzipien nicht verändern oder schmälern. Die Prinzipien werden jedoch nicht mehr im Gehorsam für die höheren Gesetzmäßigkeiten Gottes eingesetzt. Der Zweck ist miasmatisch und heiligt deshalb die Mittel nicht.

Es ist möglich, dass der Syphilitiker selber nicht in der Lage ist, seine Wünsche durchzusetzen, weil ihm das nötige Wissen oder das entsprechende Kapital fehlt und so die Voraussetzungen von ihm selbst nicht erfüllt werden können. Es muss jedoch irgendwo Menschen geben, die genau diese notwendigen Eigenschaften besitzen; er muss nur einen, gegebenenfalls mehrere finden. Jetzt fängt die Suche nach diesem Menschen an und gleichzeitig auch die Vorbereitung, um die anderen Voraussetzungen zu erfüllen. Die Menschen, die dann gefunden werden, müssen auf die Probe gestellt werden, um sicherzugehen, dass sie auch wirklich die Bedingungen erfüllen. Dies alles muss genau geprüft werden, bevor das Projekt in Gang gesetzt wird. Das Testen des Menschen kann auch ohne Wissen des Betroffenen geschehen. Es werden alle Bedingungen geschaffen, um ein einwandfreies Testergebnis zu erzielen.

Nachdem alles eingefädelt ist, tritt der Syphilitiker in einer geschickten (einschmeichelnden) Art an den oder die auserwählten Menschen heran. Nun hat dieser „Anstifter" meist eine sehr überzeugende Persönlichkeit. Er scheint dem anderen sehr wohlwollend gesinnt zu sein. Die Idee, die er dem anderen nahelegt, schmeichelt dessen Ego und bringt neuen Schwung in sein Leben. Es ist auch immer entweder der Wunsch oder zumindest ein verborgenes Bedürfnis beim anderen vorhanden, an diesem Projekt mitzuwirken. Nun führt der Syphilitiker diesen Menschen Schritt für Schritt zum Start seines eigennützigen Projekts. Der andere merkt dabei gar nicht, wie er immer mehr der Macht des Anstifters verfällt.

Der Syphilitiker weiß, dass er am besten schon beim Kind mit seinen Verführungskünsten anfängt, vor allem bei einem bedürftigen. Er gibt ihm all die schönen Sachen, die er nie bekommen hat und wonach er sich so innig sehnt. Hier ist es wieder der Zweck, der über den miasmatischen Charakter der Handlung entscheidet. Wenn die

Handlung den eigenen Zwecken dienen soll, dann üben wir eine syphilitische Macht ohne Liebe aus. Auch wenn sie nur unseren Überzeugungen dienen sollte, ist sie miasmatisch. Wenn das Kind aber frei ist, seinen eigenen göttlichen Weg zu gehen, dann ist das Handeln der Eltern frei vom Miasma. Gleichzeitig wird auch das Kind von dem entsprechenden Miasma befreit.

Dazu ein Beispiel: Eltern, die ihre Kinder materiell verwöhnen, üben eine syphilitische Macht über ihr Kind aus, weil sie den Zweck verfolgen, vom Kind geliebt zu werden, bzw. Gehorsam vom Kind erwarten, wenn der materielle Wunsch erfüllt wird.

Fehlerlosigkeit und Unverwundbarkeit macht herzlos

Der Syphilitiker möchte keinen Fehler machen. Das ist der springende Punkt bei ihm. Fehler zu machen bedeutet für ihn viel mehr als nur Verzögerung. Der Fehler allein ist Strafe genug, aber wenn von der Außenwelt zusätzlich Strafe hinzukommt, vor allem von einem geliebten oder verehrten Menschen, dann zieht er sich zurück und nimmt sein Leben in seine eigenen Hände. Er wird kaltherzig. Der andere kann ihn nun nicht mehr verletzen. Durch seine Unverwundbarkeit gewinnt er Macht über den anderen. Er muss sich in allen Situationen schützen können. Selbstverständlich kann kein unzerstörbarer Schutz aufgebaut werden, wenn er nur dem Zweck des Egos dient. Es wird auch immer nur ein Schutz zum Überleben sein, nicht aber um richtig zu leben. Seine Strategie ist, mit vollem Einsatz nach außen zu agieren, dabei aber den verwundbaren Teil

SYPHILIS

völlig auf Eis zu legen und nur den Rest verfügbar zu halten. Ob es der physische Körper ist, der in den Vordergrund tritt, oder der mentale oder ein ganz anderer Teil, hängt von den Zielen ab. Dies nimmt in der äußeren Welt verschiedenste Formen an. Manchmal wird der passive Teil so stillgelegt, dass er gar nicht mehr angesprochen werden kann. Wenn ein Kind z.B. aufhört zu sprechen, weil es sich sonst verwundbar fühlt. Dies ist keine gute Entscheidung, wenn man als „normal" in der Welt agieren will. Es gibt die Möglichkeit, diesen Teil seines Wesens so mit anderen Wesenszügen zu überdecken, dass er gar nicht bemerkt wird. Dieser Mensch wird von seinen Mitmenschen zwar als ungewöhnlich angesehen, als einer, den man nirgends einordnen kann, er kann aber z.B. mit den anderen so einen sozialen Kontakt pflegen, dass das Ungewöhnliche in den Hintergrund tritt.

Irgendwie sind alle Menschen „anders", aber doch nicht so anders, dass sie z. B. mit dem Maßstab eines Lehrers nicht zu messen wären. Im sozialen Kontakt zeichnen sich die Syphilitiker meist durch eine überragende Fähigkeit aus und sind den anderen dadurch überlegen. Ihr Kontakt ist jedoch sehr begrenzt, weil sie nicht mit ihren Mitmenschen warm werden können, wodurch ihr Leben mehr oder weniger isoliert ist. Werden sie doch einmal in eine Sache involviert, in der ihr stillgelegter Teil angesprochen wird, ist in der Regel der Schutzmechanismus stärker. Sie können sich anfangs sogar öffnen, aber im entscheidenden Moment zerstören sie den Prozeß, bevor er sich zur vollkommenen Reife entfalten kann. Eigene Versuche, ihren stillgelegten Teil zu beleben, scheitern meist an der unmittelbaren Selbstzerstörung. In den meisten Fällen leben sie mit den Begrenzungen, ohne viel darüber nachzudenken. Sie empfinden es ganz einfach nicht so und haben auch kein Bedürfnis danach.

Es geht bei der Erforschung der Miasmen darum, die grundsätzliche Richtung bei sich selber zu erkennen. Sind irgendwelche Merkmale sehr deutlich, dann erkennt man das Miasma bei sich leicht. Es geht aber um mehr, nämlich um das Heilen der zugrunde liegenden Tendenz. Alle Miasmen sind in allen Menschen vorhanden. Wir haben sie in verschiedensten Stärken in uns. Ein Aspekt kommt bei einem vor und wieder ein anderer beim nächsten. Es gibt die weiblichen Aspekte eines Miasmas und die männlichen. Diese haben wiederum ihre verschiedenen Stadien. Betrachten wir sie vom Gesichtspunkt des Verstoßes gegen die Gesetze Gottes, dann können wir sie einfach bei uns als eine Realität erkennen und zugeben. Durch diese Einsicht sind wir in der Lage, das, was wir gelernt haben, (auch wenn wir es nicht für Gott benutzt haben) wieder im Sinne des Göttlichen einzusetzen.

Berowne:
„Wenn die Liebe spricht, ist es die Stimme der Götter. Diese Harmonie macht den Himmel trunken vor Glückseligkeit."

„When love speaks, the voice of all the gods
Make heaven drowsy with harmony."

Shakespeare: Love's Labours Lost IV.3.341

Praktische Anleitung zur Umwandlung der Syphilis

Rosa, die Farbe der göttlichen Liebe

Die Rose hat für uns die Bedeutung, uns mit dem Herzen zu verbinden. Unser Vorhaben wird vom Herz geleitet. Auch wenn die Rose durch Züchtung heute alle möglichen Farben besitzt, verleiht sie uns stets das gleiche Gefühl: Herzenstreue.

Es ist die Liebe Gottes, die uns trotz unseres Vagabundierens unaufhörlich weiter das Leben schenkt, so dass wir die wirkliche Bedeutung des Daseins doch erfahren und glücklich sind, schon jetzt im Reich Gottes leben zu können. Wir haben aber für unsere miasmatischen Kreationen, die uns eigentlich nur quälen, solch eine selbstsüchtige Liebe, dass wir uns eine Welt, bestehend aus selbstloser Liebe und frei von Qual gar nicht vorstellen können.

Musik, die die Liebe Gottes intensiviert

Ludwig van Beethoven

Beethovens Musik erfüllt unsere Herzen mit Freude und verbindet uns wieder mit dem Heiligen Geist. Der Trost ist alles. In der Ungunst der Verhältnisse und in allen Schwierigkeiten ist Gott immer unser Tröster. Die Künstler (Schöpfer), vor allem die Musiker, stehen unter unvorstellbarem Druck. Die Aufgabe, das Göttliche getreu wiederzugeben und dabei ständig dem Einfluß der Außenwelt ausgesetzt zu sein, macht sie oft zu komplexen Persönlichkeiten. Es scheint manchmal, dass bei Künstlern viele Miasmen gleichzeitig vorhanden sind. Die kreativen Menschen sind deshalb nicht so einfach einzuordnen, vor allem, wenn ihre Werke an verschiedenen Stellen unterschiedliche Miasmen ansprechen. Trotzdem existiert ein Grundtenor, und es ist immer ein bestimmtes Miasma, das sie durch ihre Musik veredeln.

Jaques Offenbach

Die Musik von Jacques Offenbach erfüllt uns sogleich mit liebevollen Gefühlen. Das Herz singt Gottes Lob und ist erfüllt von dem Wunsch, all seine Kräfte für Gottes Werk einzusetzen.

> Othello:
> „Eine verehrenswerte Sängerin! Oh, sie wird die Wildheit
> eines Bären aus dir heraussingen!"
>
> „An admirable musician!
> O, she will sing the savageness out of a bear!"
>
> *Shakespeare: Othello, 4.1.188 f.*

SYPHILIS

DIE ÜBUNGEN ZUR UMWANDLUNG DER SYPHILIS

Am **Dienstag** ruft das Herz voller Ahnen, und die Liebe fließt zu allen.

Richten Sie zuerst Ihre Aufmerksamkeit vollständig auf Gott.

1. Stellen Sie sich die Grundfarbe der Eigenschaft, die göttliche Liebe, als eine sehr intensive **rosa** Flamme von drei Metern Durchmesser vor, die von unten auf Sie einstrahlt, sich um Sie herum ausbreitet und drei Meter nach oben reicht. In Ihrem Herzen empfinden Sie eine große Liebe für diese Flamme.

2. Jetzt stellen Sie sich einen strahlend **blauen** Ball vor, der sich aus der Mitte Ihres Herzens ausbreitet, bis er einen Durchmesser von drei Metern hat.

3. Als letztes stellen Sie sich eine strahlend **gelbe** Kugel im Kopf vor. Sie breitet sich von der Mitte des Kopfes drei Meter im Durchmesser aus.

Sie können jetzt die Wirkung im Herzen erleben oder aktiv das Scheitelchakra mit dem Herzen verbinden. Für manche ist es vielleicht ratsamer, erst nur die Herzensübung zu machen. Wenn Sie sich aktiv beteiligen möchten, dann stellen Sie sich eine strahlend weiße Fläche auf dem Scheitel vor.

Jetzt lassen Sie sich den Aspekt des Miasmas der Syphilis von Ihrem göttlichen Selbst zeigen, der für Sie gerade aktuell ist. Im weiteren Verlauf kann sich die Fläche zu all dem verändern, was gerade für Sie ansteht. Bleiben Sie fest in Ihrem Herzen verankert. Wenn Sie Hilfe brauchen, dann rufen Sie innerlich danach. Geben Sie sich voll in die Hände Gottes, dann sind Sie geschützt und werden geführt. Entweder legen Sie eine Zeit von ca. 15 Minuten für die Übung fest oder Sie lassen sich ganz und gar führen. Am Ende der Übung atmen Sie dreimal tief durch, strecken sich, wenn Sie sich danach fühlen, bis Sie wieder voll mit Ihrem Bewußtsein da sind und sich richtig geerdet fühlen.

Jetzt machen Sie die Anrufungen, um die Verankerung der göttlichen Liebe in sich zu besiegeln. Wiederholen Sie jede Anrufung dreimal laut, klar, zügig und intensiv von ganzem Herzen.

SYPHILIS

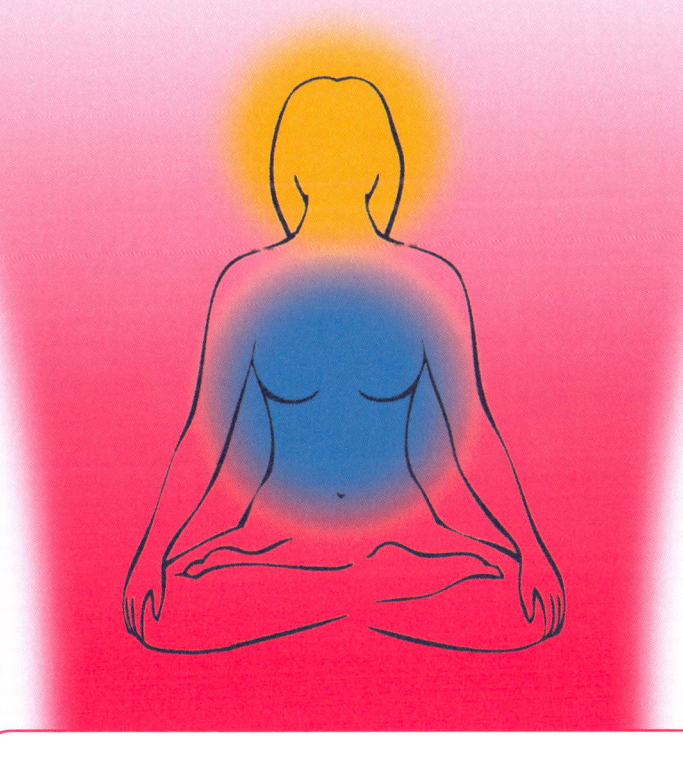

Die Anrufungen für die Syphilis

1. *Ich lasse alles Schwere und Selbstzerstörerische in mir los.*
2. *Ich lasse alle Gedanken, wie ich die Macht in mir vergrößern könnte, los.*
3. *Ich lasse auch meine Ohnmacht los.*
4. *Ich bin die gütige friedliche Allmacht Gottes.*

Die Tuberculose

Alle Versuche des Menschen in seiner Befangenheit das Leben zufriedenstellend zu gestalten und es zu meistern, scheiterten kläglich. Der Psoriker ist zum Lachen, der Sykotiker ist eine Farce und der Syphilitiker ist lebensunfähig. Lange Zeit experimentierte die Menschheit mit diesen Energien herum und führte im Namen des Höchsten sich selber und andere an der Nase herum.

Wem können wir glauben? Alles haben die Menschen verdreht und miasmatisch verseucht, nichts mehr ist rein. All die Weisheit der Psora schuf auf die Dauer nur eine schäbige Welt. All das Liebe-Geben und das Leben-Genießen der Sykose hat uns nur geschwächt und zynisch gemacht. All die Macht der Syphilis hat das Kostbarste, das Lebenselixier der Liebe, immer mehr zerstört. Enttäuscht von allem, was geschehen ist, was angeboten wird, entscheidet sich der Mensch, alles abzulehnen. Er schmeißt seinen ganzen Besitz samt seiner Bekleidung über Bord. Es hat doch alles nichts gebracht, ist nutzlos, ist wertlos! Sein Glück ist nicht darin zu finden. Er schafft Tabula rasa, und ein neues Miasma kommt ins Leben: Die Tuberculose, die im Keim immer vorhanden war, nimmt ihren Lauf.

Die Suche nach der Reinheit

Der Mensch will neu anfangen, aber die Spielfläche und die Spielfiguren sind die gleichen geblieben. Er hat zwar das Äußere abgeworfen, aber ahnungslos über die heimtückische Gegenwart der Miasmen in der Innenwelt spielt er nur ein neues Lied der Miasmen. Seine neue Welt ist von der Vergangenheit schon vorgegeben. Wie kann er in dieser verdorbenen Welt eine reine Welt aufbauen, wenn die Bauelemente durch und durch unrein sind? Er weiß natürlich nichts von diesen Hintergründen, zumindest nicht, wie tief die Miasmen in ihm verwurzelt sind. Sie sind in ihm entstanden; sie sind aus dem Stoff seines eigenen Lebens gewoben. Der Mensch kreiert aus sich selbst heraus die Miasmen, und dann wird er selber zu dem Miasma. Nachdem ihm die drei Hauptattribute Gottes – **Macht, Weisheit** und **Liebe** – durch die Manipulation des Ego langsam zum

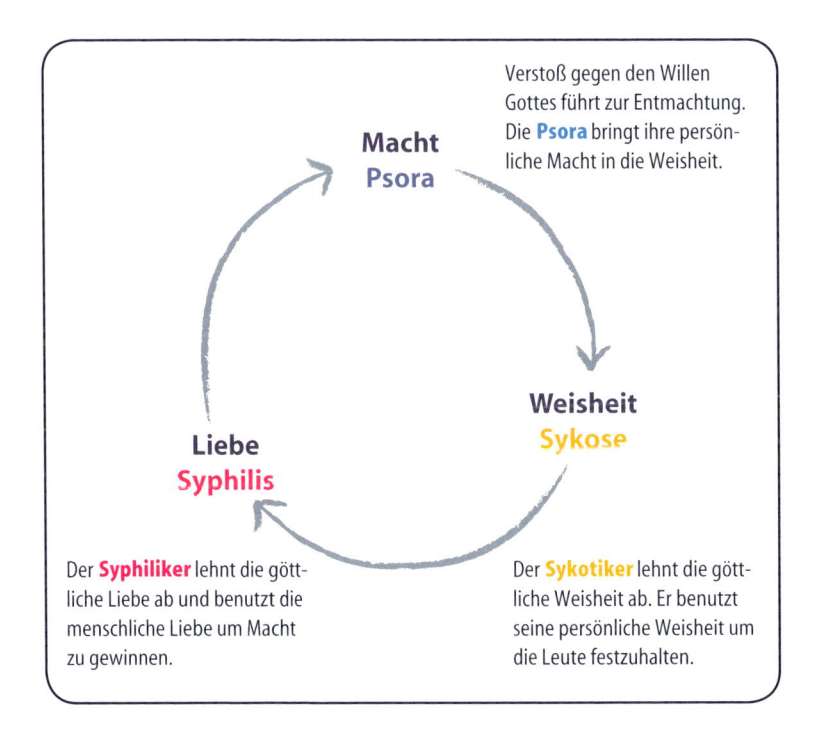

Macht
Psora

Verstoß gegen den Willen Gottes führt zur Entmachtung. Die **Psora** bringt ihre persönliche Macht in die Weisheit.

Weisheit
Sykose

Liebe
Syphilis

Der **Syphiliker** lehnt die göttliche Liebe ab und benutzt die menschliche Liebe um Macht zu gewinnen.

Der **Sykotiker** lehnt die göttliche Weisheit ab. Er benutzt seine persönliche Weisheit um die Leute festzuhalten.

Verhängnis geworden sind, will er nicht mehr in der alten Weise leben. Nun möchte er hundertprozentig richtig leben und geht zwangsläufig in die Falle, alles pauschal abzulehnen, statt zu fragen: Was machen wir falsch? Oder genauer: Was mache ich falsch?

Nun, nicht das Benutzen des Wissens und die Anwendung der Prinzipien machen eine Handlung miasmatisch, sondern das Einwirken des Egos. Der Mensch ist aber in seinem tagtäglichen Leben die meiste Zeit von seinem Ego bestimmt. Auch wenn er mit seiner eigenen Kraft dem Ego entgegentritt, ist die Handlung immer noch miasmatisch geprägt, aber die Absicht ist reiner als sonst. Jedes Entgegenwirken bewirkt einen Schritt zum Heilsamen. Doch gleichzeitig wehrt sich das Miasma. Anfänglich geschieht dies sehr subtil, so dass der Mensch ganz sanft, und ohne sich dessen bewußt zu werden, in eine neue Richtung des Miasmas gelenkt wird. Erst wenn er alle subtilen Tricks kennengelernt hat, kommt es zum offensichtlichen Kampf. Jetzt muss der Mensch bereit sein, in einen Kampf um jeden Preis einzusteigen, da die Tricks der Miasmen auf den tieferen Ebenen gemein sind. Bis das letzte Atom des Miasmas verschwunden ist, muss der Kampf betrieben werden. So gab Hahnemann uns die Anweisung, nicht zufrieden zu sein, wenn die Äußerung des Miasmas verschwunden ist. Die Psora nannte er das „hydraköpfige Monstrum". Dies können wir jedoch von allen Miasmen behaupten.

Es ist nicht damit getan, dem Monster einen Kopf oder eine Hand abzuschlagen, sondern es ist nur mit dem göttlichen Feuer zu besiegen, das wir in uns erwecken, wenn wir Gott wieder anerkennen. Wir kennen die befriedigenden Momente, wenn wir in einen Zustand kommen, in dem alles, was uns sonst so belastet, wie weggefegt ist. Dann sind wir in der reinen Energie Gottes und alle unsere Handlungen sind von einer bisher unbekannten Entschlusskraft gesteuert. Wir wissen genau, was wir machen, und keine Macht kann uns davon abbringen.

Aber der tuberculinische Mensch nimmt sich vor: Nur was ich erfahre und akzeptiere, ist meins. Nur davon lasse ich mich leiten; das ist das einzig Reine und Unverfälschte. Allerdings: Im gleichen Maße, wie er seine eigene Individualität erkennt und diese anfängt, sich zu entfalten, akzeptiert er die Individualität der anderen nur bedingt oder im Extremfall gar nicht.

Widerstand gegen den göttlichen Plan

Damit nahm unweigerlich der nächste Verstoß seinen Lauf, und zwar gegen den reinen Funken in jedem, gegen das reine Vorhaben, das Gott für jeden ausgemalt hat: Dies ist der sogenannte Plan für jedes Individuum. Der Tuberculiniker reagiert allergisch auf den Gedanken, dass etwas vorgegeben ist, dass ein Plan überhaupt existiert. Er empfindet es als eine Einschränkung seiner Individualität, eine Beschränkung seiner kreativen Gaben. Jede Bestimmung schneidet in seine Empfindung und lässt das Unverfälschte, das Individuelle nicht entstehen. Wo bleibt die Individualität, wenn wir mit allen möglichen Geboten und Verboten überschüttet werden? Er empfindet die Umgangsregeln, die von anderen aufgestellt worden sind, als einen Beweis für die Unfähigkeit, mit dem eigenen Leben fertig zu werden. „Wann leben wir wirklich?", fragt er sich und andere – als Denkanstoß. Sofort gefällt ihm das Wort Denkanstoß nicht. All das Denken wird das Herz totschlagen. Die Gesichter der Menschen flitzen vor seinen Augen vorbei: intellektueller Snob, Heuchler, aufgesetzte Freundlichkeit, grinsender Bär und so weiter. Alles Masken, nichts Echtes. Er aber will das Echte haben. Er will voll und ganz ohne Begrenzung in das Leben einsteigen.

Der Tanz mit der Muse

So fängt seine Reise in ein neues Leben an, wo all die Möglichkeiten vor ihm liegen. Also zapft er sein Wissen an, um sein Leben auf die beste Art und Weise durchzuführen. Er sinkt tief in sich hinein und wendet sich zielstrebig seinem Herzen zu.
Langsam schwebt er durch rosa Dunst und Wolken und auf einmal findet er sich in einem rosa Raum wieder, einem Raum, der doch kein Raum ist.
„Wo bin ich nur gelandet?" denkt er.
Er nimmt die Antwort wahr, ohne dass er eine Stimme hört.
„Du bist in einem Herzen."
„Wie kann ich die Wahrheit finden?" ist sein nächster Gedanke.
„Siehe und empfinde."
Er schaut sich um: Wie wunderschön es sich anfühlt, auch wenn er

TUBERCULOSE

erstmal nichts wahrnimmt. Plötzlich taucht eine anmutige Figur vor ihm auf, und er empfindet, er soll zu ihr kommen, doch er zögert. Sie schaut ihn fragend an. Dann formt sich eine Blume aus dem leuchtendsten, strahlendsten Himmelblau in der Mitte ihrer Brust. Ein Blau, wie es an einem kristallklaren Tag um die Sonne herum zu sehen ist. Die Blume bewegt sich im Zeitlupentempo spiralförmig auf ihn zu und stoppt knapp vor seinem Gesicht. Die Figur verbeugt sich und ihre Augen lächeln ihn liebevoll an. Es ist eine Liebe, die er nicht kennt. Sie ist absolut fordernd, aber ohne Zwang. Er ist frei zu handeln und wählt ohne zu zweifeln. Entschlossen nimmt er die Blume, berührt sie leicht mit den Lippen und legt sie in sein Herz. Die Figur bricht in ein herzliches Lächeln des Willkommens aus und winkt ihm einladend zu, mit ihr zu kommen. Sie betreten einen Raum von unbeschreiblicher Schönheit. In einem harmonischen Rhythmus funkeln die verschiedensten Rosa-Töne mit einem Hauch von goldenen bis gold-weißen Strahlen. Ein Tanz ist gerade im Gange. Die beiden fließen in den Tanz hinein und verschmelzen schwebend in das Oval des Tanzes. Anfänglich empfindet er, dass sie ein gutes Paar darstellen. Nach und nach werden sie zu einer Einheit. Unmerklich sind alle Tänzer eins geworden. Mit jedem Wechsel der Empfindungen wird das Licht um ihn herum immer heller. Mit einer plötzlichen Erhöhung des Gefühls wird es auf einmal strahlend weiß, und er ist der Tanz selbst. Wie lange er in dem Gefühl, der Tanz zu sein, bleibt, lässt sich nicht sagen. Aber nach und nach schimmert das Licht immer mehr rosa, und der Tanz geht zu Ende. Alle Tänzerinnen und Tänzer verbeugen sich im Kreis voreinander und gehen wohlwollend und voller Herzensfreude ihren Weg. Die Figur führt ihn zurück und zum Abschied gibt sie ihm die Botschaft:

"Die Empfindung, das Gefühl ist die wirkliche Macht. Lass das Weibliche in dir wachsen!"

Dann findet er sich wieder zurück in seinem Zimmer. In seinem Kopf schweben die Worte:
„Die Romanze, die Romanze, die Romanze mit Gott ist das Leben."

Die Begeisterung für das Leben, das Echte

Voller Freude steigt er in das Leben ein, entschlossen, die Romanze auch mit den Mitmenschen weiterzuführen. Es ist der Schwung, der ihm ein gesteigertes Lebensgefühl verleiht. Ab diesem Zeitpunkt entwickelt sich die Persönlichkeit des Tuberculinikers. Das Feuer brennt in ihm, seine Augen leuchten vor Begeisterung für das Leben. Das Leben ist nicht irgendwo, sondern spielt sich überall ab, vor allem im Hier und Jetzt. Es ist so mannigfaltig, dass ihm vor Freude fast die Tränen kommen. Vom ersten Moment des Aufstehens in der Frühe ist jede Begegnung, alles, was auf ihn zukommt, beglückend. Aber es gibt so viel, was er erfahren möchte; alles muss er kennenlernen. Es gibt so viele interessante Menschen: liebevolle Menschen, begabte Menschen, Menschen mit Wissen, das verlorengehen könnte. Menschen mit wunderbaren Ideen, die neue Welten öffnen. Seine Leidenschaft wächst mit jeder neuen Begegnung, mit jeder neuen Erfahrung. Von Anfang an aber schafft er sich einen gewissen Rahmen, um seine Pläne durchführen zu können. Das geschieht tief im Unterbewußtsein, wo auch seine Rebellion angefangen hat.

Der Rebell erfüllt den Alltag mit Leben

Er hat im Laufe seines Daseins einen Heidenrespekt für die Macht, welche die Miasmen ausüben können, entwickelt. Die Menschen können ganz grausam mit einem umgehen, wenn das Etablierte in Frage (Sykose) gestellt wird oder wenn man versucht, anders zu leben. Dies löst bei ihm Ängste aus. Angst ist aber der schlimmste Feind aller Unternehmungen, besonders wenn keine Unterstützung von irgendeiner Seite zu erwarten ist.
Das alleine wäre auch nicht so schlimm, da er es aus eigener Kraft leicht schaffen könnte. Viele würden ihn ohne Hemmungen angreifen und ihn als unfähig hinstellen. Es muss doch eine oder mehrere Strategien geben, um das Eigene, das Individuelle durchzusetzen und trotzdem unangreifbar zu sein. Die ständigen Behinderungen von anderen machen es so schwierig. Jeder stört oder zerstört ihn mehr oder weniger. Also muss eine gewisse Kraft da sein, und sie muss mit einer solchen Intensität wirken, dass alle Widerstände aus dem Weg geräumt werden.

Es bedarf der Überzeugungskraft des Tuberculinikers, die das Herz der anderen berührt und in ihnen ihre verborgenen Wünsche erweckt. Sie nur kurz, nur leicht zu erwecken und wieder ersticken zu lassen, würde nicht dem Zweck dienen. Er muss die anderen gleich auf den ersten Blick fesseln, ihnen etwas Besonderes versprechen. Hoffnung flackert nicht zögernd auf, sie schießt wie eine beglückende Nachricht hindurch und macht aus seiner gesamten Aufmerksamkeit eine erwartungsvolle Bereitschaft. Das Herz des anderen pulsiert voller Freude und ist erfüllt von einer ungeahnten Ruhe. Nun beginnt die Geschichte sich zu entfalten. Das Tagtägliche wird von dem Tuberculiniker so mit Leben erfüllt, dass das Gewöhnliche etwas ganz Besonderes zu sein scheint. Erinnern wir uns, dass der Tuberculiniker in das Leben eingetaucht ist. Er kann auf Wunsch Gefühle von jeglicher Intensität und Qualität erzeugen.

Die Heldin der Begeisterungsgefühle

Der tuberculinischen Frau fällt es besonders leicht, die Heldin der Gefühle zu sein. Sie ist lebendig wie eine Forelle im Gebirgsbach. Kinder lachen, wenn sie vorbeigeht. Ihre Geschwister sind gerne in ihrer Nähe und haben viel Spaß mit ihr. Sie brauchen ihre Wünsche nur zu äußern, gar innerlich nur zu wünschen und schon werden sie im Handumdrehen versorgt und bedient.
Und dann werden sie auch fröhlich für ihre Aufgaben eingeteilt. Die Arbeit geht leicht von der Hand, und jeder Tag ist mit Elan erfüllt. Das Leben ist ernsthaft, ohne streng zu werden, und immer ist die Liebe mit Spaß vermengt. Die Tuberculinikerin lacht und spielt bis zum Ende des Tages, und dann kehrt eine wunderbare Ruhe ein. Sie

TUBERCULOSE

hat viel Kontakt mit der Außenwelt und nimmt alles, wie es kommt. Auch in anderen vermag sie die Begeisterung zu entfachen, und so wird selbst eine einfache Tätigkeit zu einem Erlebnis. Die Zeit spielt keine Rolle, ohne dass dabei die anderen Dinge vernachlässigt werden. Die Haupttätigkeit scheint keinen Einbruch zu erleiden, alle Aktivitäten fließen ohne Unterbrechung. Doch irgendwann endet die Tätigkeit. Gerade als sie alle den höchsten Spaß haben, wird sie gestoppt. Nicht zwanghaft, nicht zum Schaden der Gefühle, sondern mit dem unausgesprochenen Versprechen, dass es weitergeht. Die Romanze des Lebens ist immerwährend.

Vor Freude auf das nächste spontane Fest bleibt die Frau auch bei ihren Pflichten glücklich. Sie ist voller Überraschungen, und man weiß nie, was heute sein wird. „Heute tanzen wir zum Berg der unerreichbaren Wünsche", sagt sie plötzlich.

„Und was machen wir da?" Es fällt einem gar nicht ein zu fragen, was und wo dieser Berg sein soll.

„Wir werden dort unsere Wünsche vorbringen", erwidert sie. „Aber sagtest du nicht, dass die Wünsche nicht erreichbar seien?" fragt der Partner.

„Genau deswegen", schmunzelt sie geheimnisvoll. Tief taucht sie in alles hinein, alleine oder mit anderen, am liebsten mit anderen. Sie steckt die anderen mit ihrer Begeisterung an. Leider brauchen die anderen ihr Feuer, um die gleiche Intensität zu erreichen. Ansonsten schimmert nur eine angenehme Glut in ihnen. Sparsam, wie es die Natur der Menschen (Miasmen) ist, gehen sie den einfachen Weg und leben lieber von der treibenden Kraft des anderen, als selber in sich das Feuer zu entfachen. Doch die tuberculinische Frau versucht alles, damit der andere das Geheimnis des weißen Feuers selber entdeckt. Dafür muss sie sich jedoch mehr anstrengen. Dies ist nicht stimmig für sie, denn bisher war es keine Anstrengung für sie. Die Balance ist gestört, und manchmal entladen sich bei ihr gewaltige Energien. Es ist nicht mehr der harmonische Lauf, besonders wenn der andere sich durch irgendwelche Ängste begrenzen läßt. Diese „gewaltigen" Energien zehren an ihrer Kraft. Sie braucht mehr Zeit für sich, um sich davon zu erholen. Wo bisher alles eine Freude war, alles so mühelos lief, ist eine Dämpfung eingetreten.

Sie empfindet nicht mehr den gleichen Elan wie vorher, und wenn sie sich überfordert fühlt, dann spürt sie eine leichte Reizbarkeit. Im Schlaf hat sie nun auch manchmal Angstträume. Angst ist überhaupt zu einem Thema geworden. Angst überfällt sie wie eine vernichtende Kraft, und sie wird abhängig von anderen. Wo sie die ständige Stütze und das Licht aller war, ist sie es jetzt nur noch begrenzt. Viele Erfahrungen, die sie jetzt macht, sind nicht von langfristig belebender Art, sondern schaden im Nachhinein mehr, als dass sie ihr nützen.

Der erbarmungslose Krieg der Miasmen

Der Versuch des Menschen, der so rein angefangen hat, ist gescheitert, vor allem, weil er die Miasmen nicht sorgfältig studierte. Die Miasmen führen einen erbarmungslosen Krieg. Sie kennen nur dieses begrenzte Leben und benutzen alles, um den Menschen in ihrer Macht zu halten. Er braucht nur einen Fehler zu machen, und sie benutzen diesen Anlass (hauptsächlich durch andere Menschen), um ihn zu zerstören. Der Wunsch des Menschen, rein zu sein, spielt keine Rolle mehr bei seinem Streben nach Freiheit. Es sind die Schwächen eines jeden, die von den Miasmen gegen den Menschen benutzt werden. Die Miasmen sind Meister in der Kunst, die geringste Schwäche zum Verhängnis des Strebenden zu machen. Wenn man den Feind besiegen will, muss man ihn genau kennen. Es ist zwar lehrreich, die verschiedenen Arten von Tricks zu kennen, es ist jedoch wichtiger, die Essenz genau verstanden zu haben. Dann wird man einen neuen Trick des Miasmas besser erkennen können und damit fertig werden.

Rückzug auf das Wesentliche, das Echte

Der Tuberculiniker ist mit dem gesamten Verlauf der Menschengeschicke unzufrieden und trifft die Entscheidung, sich von allen zurückzuziehen, um sich auf das Wesentliche zu konzentrieren. Menschen in unbegrenzter Weise kennenzulernen, bringt nichts. Die Familie ist ihm wichtig. Für sie kann er das Notwendige leisten und den Kontakt halten, auch wenn er weit weg ist. Ansonsten hat er ein paar treue Freunde, mit denen er das Leben teilt. Er leidet darunter, dass die ganze Menschheit so mit sich selbst beschäftigt ist, dass sie keine Zeit für Gott und sein Reich hat. Nur in weiter Ferne scheint es noch Menschen zu geben, die sich für das Göttliche auf der Erde einsetzen. Aber von den großen Namen, den Besten auf ihrem Gebiet, den berühmten Experten, hält er nichts. Denn wenn es wirklich darauf ankommt, wird ersichtlich, wie hohl sie sind – zu viel Kopf und meist nur Theorie. Von der Praxis ist oft keine Rede, oder es war einmal ...

Nein! Nein! Nein! So will er sein Leben nicht vergeuden, d.h. unter Menschen sein, die keine Lebenserfahrung haben, aber mit ihrer hochgestapelten Theorie an die Macht gelangt sind. Die Natur ist rein. Auch wenn sie von Menschen nicht beachtet, sondern verseucht wird, ist sie stets bemüht, ihre Reinheit wiederzuerlangen und auch unter den schlimmsten Bedingungen noch einen Ausdruck des Göttlichen darzustellen. Er beschäftigt sich, soviel er kann, mit der Natur.

Oft regelt er seine Arbeit so, dass er sich nur noch in der Natur aufhält und so entwickelt sich langsam eine tiefe Liebe zu ihr. Die Natur verrät ihm ihre tiefsten Geheimnisse. Er ist eng mit ihr verbunden und kennt alle möglichen Zusammenhänge und geheimnisvolle Seltenheiten, wovon die meisten Menschen nicht einmal in ihren Träumen etwas ahnen. Mit der Zeit entwickelt sich ein Vertrauen, das nicht leicht zu beschreiben ist, da nur ein anderer Tuberculiniker es verstehen kann. Seine Handlungen basieren auf absolutem Wissen, aber in bestimmten Momenten tut er genau das Gegenteil von dem, was erwartet wird, wenn die Natur ihm zuwinkt, ein Zeichen gibt. Andere Menschen suchen ihn nicht zwar noch auf, aber es geht das Gerücht um, dass er Ungewöhnliches schaffen kann. Wenn jemand in schwierigen Situationen die „normalen" Möglichkeiten ausgeschöpft hat und nicht weiterkommt, wird er empfohlen. Seine Bedingungen sind hart.

Er verlangt absoluten Gehorsam, nichts darf in Frage gestellt werden. Entweder man akzeptiert das Angebot oder man geht. Es werden keine Kompromisse gemacht.

Der Freiheitsliebende wird zum Dogmatiker

Mit seiner Familie und seinen Freunden geht er sehr verständnisvoll um und achtet auf ihre individuellen Bedürfnisse. Sein Leben ist so eingerichtet, dass diese Menschen ihr Leben als erfüllt empfinden. Was er jedoch nicht tolerieren kann, ist alles Dogmatische und Zwanghafte, das ihm die Freiheit nimmt, so leben zu können, wie er will. Das wiederum wird zu seinem Dogma und macht ihn intolerant. So viele gute Qualitäten und Fähigkeiten entwickelt er auf der Suche nach der Reinheit, aber letztendlich macht ihn das zu einem Sonderling. Er hat große Schwierigkeiten, mit anderen Menschen zusammenzusein, da sie seiner Meinung nach in der alten Spur gehen. Er sieht sofort, wohin das führt und kann es nicht aushalten, wenn Menschen die Augen vor dem Offensichtlichen verschließen.

Der Tuberculiniker scheitert auch hier, weil er sich auf der Suche nach seiner Individualität zu sehr von den Begrenzungen beeinflussen läßt. Er muss in dieser Welt leben und ist davon überzeugt, dass sie falsch geführt wird. Wie weit er sich auch von der Welt distanziert, es bleibt doch immer ihr Einfluß spürbar, oder irgend etwas „Weltliches" holt ihn ein. Er müsste eigentlich völlig isoliert irgendwo ganz alleine leben, aber dann würde er sein eigentliches Ziel, mit anderen so überzeugend zu leben, dass er sie mitreißt, verfehlen. Der Fehler liegt darin, sich als Sonderling zu sehen, sich als besonders begabt zu empfinden und zu meinen, allen den Weg zeigen zu müssen. Seine Angst, dass die anderen seine Prinzipien nicht achten, lässt ihn selber die Prinzipien mißachten, vor allem das heilige Gesetz der Individualität. Er hat den ganzen Tanz erlebt. Er war der Tanz, aber gleichzeitig waren auch alle anderen der Tanz. Er hat zwar Vertrauen in die Natur, aber nicht in die göttliche Natur jedes Einzelnen. Das wunderbare und ehrgeizige Unternehmen, welches mit dem reinen Versuch begann, die Begrenzungen zu beenden, endet mit dem Miasma der Tuberculose.

> King Richard: „Lasst uns keine Disziplin scheuen,
> keine Verzögerung, denn, meine Herrschaften,
> morgen ist wieder ein voller Tag."
>
> „Let's lack no discipline, make no delay:
> For, lords, tomorrow is a busy day."
>
> *Shakespeare: Richard III, V.3.17*

TUBERCULOSE

Praktische Anleitung zur Umwandlung der Tuberculose

Weiß, die Farbe der Reinheit

Was ist Reinheit? Wenn uns etwas als rein dargestellt wird, woran messen wir die Reinheit? Ist es das Reinheitsgebot? Wenn es um Reinheit geht, überkommen einen leicht zwiespältige Gefühle. Natürlich möchte jeder reine Sachen haben, aber verunreinigen wir nicht selber alles? Der Mensch empfängt die Reinheit der Natur und Gottes und dann verunreinigt er sie mit allem möglichen Negativen. Es geht also nicht so sehr darum, die Reinheit im Außen zu suchen, als uns so mit Reinheit zu erfüllen, dass wir alles Unreine wieder rein machen. Es geht darum, so erfüllt von der reinen Natur Gottes zu sein, dass alle Miasmen zusammen uns nicht mehr unrein machen können. Viele haben den Schnee deshalb so gerne, weil sich alles so rein, so sauber anfühlt, wenn es geschneit hat.

Es ist zwar wichtig, das Äußere so weit wie möglich rein zu halten, aber nur die innere Reinheit kann die äußere Unreinheit richtig beseitigen.
Wenn Sie sich durch depressive Gedanken niedergedrückt fühlen, dann lassen Sie eine strahlend weiße Fontäne von unten durch Sie hindurchfluten.
Die Belebung der Sinne, die Ermunterung des Geistes bringt wieder Freude und Hoffnung ins Leben.

Musik, die die Reinheit in uns intensiviert

Peter Tschaikowski

Die Romanze des Lebens: andere Menschen im tiefsten Herzen kennenzulernen, andere Kulturen im Herzen aufzunehmen. Ein Herz haben, das keine Angst kennt, andere in sich zu integrieren und dabei seine eigene Individualität zu entfalten.

Die Musik von Peter Tschaikowsky verleiht einem den Mut, mit dem Herzen in das Leben einzutreten und sich wieder zurückzuziehen, wenn man mit sich selbst allein sein will.

Nikolai Rimski-Korsakoff

Das Mysterium der eigenen Natur zieht den Menschen magnetisch zu den entferntesten Flecken der Erde, zum bezwingbarsten Berg, zum widerspenstigsten Pferd. In seinem Sieg trifft der Mensch auf sein eigenes Wesen. Neigt er dabei dazu, zum Einsiedler zu werden, wird die Musik von Rimski-Korsakow das Tor zur Welt wieder öffnen.

Portia:
„Lass Musik erklingen während er seinen Entschluss fasst."

„Let music sound while he doth make his choice."

Shakespeare: The Merchant of Venice, III.2.43

TUBERCULOSE

DIE ÜBUNG ZUR UMWANDLUNG DER TUBERCULOSE

Die Mitte ist das Herz, die Mitte ist der **Mittwoch**.

Richten Sie zuerst Ihre Aufmerksamkeit vollständig auf Gott.

1. Stellen Sie sich die Grundfarbe der göttlichen Eigenschaft, der Reinheit, als eine kristallklare **weiße** Flamme von drei Metern Durchmesser vor, die von unten auf Sie einstrahlt, sich um Sie herum ausbreitet und drei Meter nach oben reicht. In Ihrem Herzen empfinden Sie eine große Liebe für diese Flamme.

2. Jetzt stellen Sie sich einen leuchtend **grünen** Ball vor, der sich aus der Mitte Ihres Herzens ausbreitet, bis er einen Durchmesser von drei Metern hat.

3. Als letztes stellen Sie sich eine tief **rubin-golden** strahlende Kugel im Kopf vor. Sie breitet sich von der Mitte des Kopfes drei Meter im Durchmesser aus.

Sie können jetzt die Wirkung im Herzen erleben oder aktiv das Scheitelchakra mit dem Herzen verbinden. Für manche ist es vielleicht ratsamer, erst nur die Herzensübung zu machen. Wenn Sie sich aktiv beteiligen möchten, dann stellen Sie sich eine strahlend weiße Fläche auf dem Scheitel vor.

TUBERCULOSE

Jetzt lassen Sie sich den Aspekt des Miasmas der Tuberculose von Ihrem göttlichen Selbst zeigen, der für Sie gerade aktuell ist. Im weiteren Verlauf kann sich die Fläche zu all dem verändern, was gerade für Sie ansteht. Bleiben Sie fest in Ihrem Herzen verankert. Wenn Sie Hilfe brauchen, dann rufen Sie innerlich danach. Geben Sie sich voll in die Hände Gottes, dann sind Sie geschützt und werden geführt. Entweder legen Sie eine Zeit von ca. 15 Minuten für die Übung fest oder Sie lassen sich ganz und gar führen. Am Ende der Übung atmen Sie dreimal tief durch, strecken sich, wenn Sie sich danach fühlen, bis Sie wieder voll mit Ihrem Bewußtsein da sind und sich richtig geerdet fühlen.

Jetzt machen Sie die Anrufungen, um die Verankerung der göttlichen Reinheit in sich zu besiegeln. Wiederholen Sie jede Anrufung dreimal laut, klar, zügig und intensiv von ganzem Herzen.

TUBERCULOSE

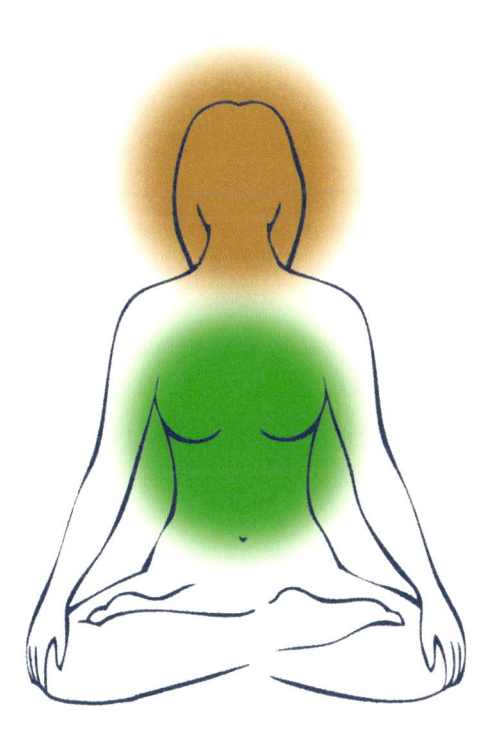

Die Anrufungen für die Tuberculose

1. Ich lasse alle Geister, die ich rief, los.
2. Ich lasse meinen Eigensinn los.
3. Ich lasse all meine Leiden los.
4. Ich bin eine Sonne, gesegnet von Gott.

Die Carcinose

Der Tuberculiniker war zu selbstsüchtig. Es sollte sich alles nur um ihn drehen, ihn interessierte nur sein eigenes Leben. Er war die Hauptperson, und die Romanze war seine Kreation. Wer hat außer ihm etwas davon gehabt? Sicher hat er einiges auf die Beine gestellt, hat Großartiges in Notsituationen geleistet. Aber letzten Endes haben alle nur das getan, was er wollte. Hat er jemals etwas von Opfern gehört? Dass wir unsere Brüder und Schwestern beschützen sollen? Dass man weniger für sich und mehr für den anderen da sein soll? Die ganze Geschichte des Tuberculinikers, auch wenn sie einen noch so fasziniert und Sehnsüchte in einem weckt, ist falsch. „Sie gefällt mir nicht," sagt der Mensch, der von der Carcinose angehaucht ist, wenn er den eigensinnigen Weg des Tuberculinikers langsam erkennt. „Wir sind nicht auf dieser Welt, um nur auf uns zu schauen. Hauptsache, wir kommen zurecht, werden gerettet und zur Hölle mit den anderen, die so dumm sind – so eine Haltung, so eine Lebenseinstellung ist inakzeptabel und beschämend. Ich kann es kaum glauben," sagt der Carcinose-Mensch, „dass wir so tief gefallen sind. Gott, erbarme dich unser. Wir sind alle Brüder und Schwestern."

Ein leuchtendes Vorbild?

Welch große Freude ist es doch, die kleine Schwester oder den kleinen Bruder sanft und sicher auf dem Weg zu begleiten, aber wie

CARCINOSE

viel schöner ist es noch, selber ein leuchtendes Exempel zu sein! Der Carcinose-Mensch nimmt sich vor, die notwendige Basis dafür zu schaffen, um seinen Mitmenschen helfen und ein Vorbild sein zu können. Er meint, dass man sich zwar vieles im Selbststudium aneignen kann, jedoch erspart einem die Gegenwart eines lebendigen Exempels, eines Meisters, nicht nur viele Umwege, sondern nur sie führt einen zu dem wirklich Wahren.

Der Carcinot (den Carcinose-Menschen können wir einfach Carcinot nennen) setzt sich hin und bittet Gott in Demut um Führung. „Zu wem fühlst du dich hingezogen, mein Sohn?" hört er als Antwort auf seine Bitte. Dann taucht das Bild eines berühmten Meisters in ihm auf, und er spürt eine gewisse Ehrfurcht und Liebe. Doch als ein Mensch, der immer auf der absolut sicheren Seite sein will, fragt er: „Wie soll ich wissen, ob er ein wirklicher Meister ist?" Jetzt wird die Antwort laut und deutlich! „Du willst jetzt schon perfekt sein?" sagt die Stimme. „Es ist richtig, dass wir alles überprüfen müssen, aber was benutzt der Mensch, um etwas zu überprüfen? Er legt bestimmte Kriterien fest. Diese Kriterien werden nicht aus der Luft gegriffen, sondern ihnen liegt eine gewisse fachliche Disziplin zugrunde. Es kommt deswegen darauf an, welche Wissenschaften du benutzen willst. Das bedeutet auch, welche Prinzipien du in deinem Leben anwenden willst, da du sie nur mit diesen überprüfen kannst. Benutzt du begrenzte Wissenschaften, ist auch dein Maßstab begrenzt. Verwendest du die göttliche Wissenschaft, ist dein Maßstab so flexibel, wie du willst. Jeder Meister ist auch ein Mensch. Also hat er auf bestimmten Ebenen noch Dinge zu lernen, die du in deinen hellsten Träumen nicht ahnen kannst. Deswegen kannst du seine Hintergründe und Motive nicht durch seine Handlungen verstehen. Aus diesem Grund suche nur das Licht in dem anderen. Das sicherste Kriterium ist: Ein guter Meister tut dir nicht absichtlich weh. Tut er dir unabsichtlich weh, dann bittet er dich auf seine Weise um Vergebung. Merke dir die Worte „auf seine Weise" - also nicht, wie du es dir vorstellst! Verwechsle auch nicht den Schmerz, der entsteht, wenn ein Fremdkörper (auf geistiger, seelischer oder körperlicher Ebene) aus dir entfernt wird, mit dem Schmerz, der durch absichtlich Leid zufügen entsteht. Auch dies geschieht nicht ohne deine Einwilligung. Geh jetzt mit Vertrauen in deinem Herzen und lerne eine Lektion nach der anderen". Und damit endet die Stimme.

Auf der Suche nach der Wahrheit

Das Licht in seinem Herzen verblasst etwas, aber es bleibt in ihm. Noch lange danach hält eine eigenartige Stimmung an. Sein Drang, die Wahrheit zu wissen, aber sich auch dessen sicher zu sein, dass es wirklich die Wahrheit war, lässt ihm keine Ruhe mehr. Was der Carcinot gehört hat, erscheint einleuchtend. Also macht er einen Versuch. Damit steht er auf und macht sich auf den Weg zum Meister. Kaum angekommen, bittet er um eine Audienz bei ihm.
Der Meister lächelt ihn an und sagt: „Dich erwarte ich schon seit langem!"
„Wieso kennt Ihr mich?", staunt der Carcinot.
„Der Meister weiß immer von seinem Schüler", erwidert der Meister.

CARCINOSE

„Wie kann ich Euer Schüler sein, wenn ich erst heute hier angekommen bin?" fragt der Carcinot.

„Deine Seele hat mich schon als Lehrer akzeptiert. Akzeptierst du mich auch?" fragt der Meister.

„Deswegen bin ich hier", sagt der Carcinot, etwas überrascht über diese Frage.

„Akzeptieren heißt, du musst dein Ego zurückstellen und mir folgen", entgegnet der Meister mit Autorität. Der Carcinot beugt sich ohne zu zögern und akzeptiert. Das Training ist lang und schwer. Er muss eine Disziplin üben und üben, bis sie für ihn wahr geworden ist. Dann muss er sie in verschiedenen Situationen testen, um zu prüfen, ob sie sich wirklich bewährt. Überprüfen und noch mal überprüfen und üben und weitermachen. Das Leben ist hart, und die Bedürfnisse sind auf ein Minimum reduziert. Der Schüler lernt die tagtägliche Lebenskunst, denn er muss später einmal überall tätig sein können. Natürlich hat jeder ein Hauptaufgabengebiet nach seinen Fähigkeiten, und die besonderen Begabungen werden geschult. Der Carcinot wird langsam zu einem vielseitigen, fähigen Menschen auf allen Ebenen des Geistes, der Seele und des Körpers. Eines aber stört ihn, es sind keine Schwestern da, nur Brüder. Also fasst er sich eines Tages ein Herz und stellt seinem Meister die Frage, warum nicht auch seine Schwestern die selbe Ausbildung genießen können.

„Sie haben einen anderen Aufgabenbereich und werden anderswo dafür ausgebildet", bekommt er zur Antwort.

„Aber sie sind genauso Menschen wie wir und leben das gleiche Leben", erwidert er.

„Die Frau ist ein gefühlsbetontes Geschöpf. Wenn eine Sache mit dem Gefühl verbunden wird, dann überwiegt das Gefühl, und das Ziel wird zweitrangig", erklärt der Meister.

„Wenn ich das richtig verstehe, dann bedeutet es, dass die Gefühle uns davon abhalten, zur Wahrheit zu kommen", mutmaßt der Carcinot. „Aber wir haben doch auch Gefühle. Frau und Mann zu sein, das ist doch eine Äußerlichkeit. Wir sind beides in einem."

„Nun, wie wahr das ist", stimmt der Meister zu, „aber der Mann muss auf seine Weise zur Wahrheit gelangen und die Frau auf ihre. Und solange diese zwei unterschiedlichen Arten und Weisen nicht im Mann und in der Frau so fest verankert sind, dass sie zu ihrer zweiten Natur werden, wird die Frau den Mann hindern und der Mann die Frau hindern."

„Und was sind diese verschiedenen Arten und Weisen?" lautet seine nächste Frage.

„Das musst du noch lernen. Das solltest du lernen, bevor du weggehst. Aber ich sehe, du wirst unruhig. Du willst dein Wissen weitergeben, und das ist auch richtig. Niemand sollte das Wissen für sich behalten. Erfahrung ist auch ein guter Lehrer. Also soll ab jetzt die Erfahrung dein Lehrmeister sein. Behalte aber den Grundsatz der verschiedenen Arten und Weisen im Auge:

Die Frau erfährt die Wahrheit.

Der Mann schafft die Wahrheit."

Damit endet die Erklärung des Meisters.

Die zwei letzten Sätze des Meisters prägen sich dem Carcinoten ein, aber können noch keine Saite in ihm zum Schwingen bringen. Tief in Gedanken versunken macht sich der Carcinot auf den Weg und verläßt die Ortschaft seines Meisters. Durch seinen Kopf gehen die Jahre seiner Schülerzeit. Was er alles gelernt hat und wieviel Glück er gehabt hat! Ein guter Mann, der im Sinne Gottes lebt, besitzt so viele verschiedene Qualitäten. Dies möchte er seinen Mitmenschen, hauptsächlich indem er es ihnen vorlebt, beibringen. Nur vorleben geht aber nicht immer. Einiges muss man mit Anweisungen und Übungen lehren, sagt er sich, und er glaubt, die Güte sei genauso ansteckend wie das Böse. Deswegen reiche es, allein die guten Eigenschaften immer mehr zu kultivieren, die schlechten würden sich dann automatisch zur Güte hin verändern.

Wer will schon die Wahrheit sehen?

Wie sehr er sich darin irrt, ahnt er zu dem Zeitpunkt nicht. Er weiß nicht, dass es für jedes Handeln einen Grund gibt. Warum soll man einfach gütig sein? Etwa, weil es gut ist, gut zu sein, weil es logisch ist, gut zu sein? Dieses Argument zählt nicht, und die Logik scheitert gleich beim ersten Menschen, der eine andere Basis für seine Logik hat. Diese Basis braucht nach außen hin gar nicht sehr viel anders zu sein, trotzdem kann die Handlung sehr unterschiedlich sein. Es kann auch dem anderen Menschen die genaue Basis gar nicht bewußt sein, da er sie nie präzise definiert hat. Aus diesem Grund kann es sehr verwirrend sein, wenn zwei oder mehrere Carcinoten anscheinend aus demselben Grund sehr verschieden handeln. Der eine möchte helfen. Er möchte, dass der Hilfsbedürftige ein gutes Leben führt. Er möchte, dass dieser Mensch wahrhaft lebt. Um wahrhaft zu leben, muss der andere die Wahrheit kennenlernen. Um sie kennenzulernen, muss sie gesehen werden. Der Carcinot meint, sie dem anderen unbedingt zeigen zu müssen.

Ein anderer Carcinot hat fast die gleiche Basis; auch er möchte, dass der andere die Wahrheit sieht. Aber er weiß: Um die Wahrheit sehen zu können, muss der andere sie sehen wollen. Also läßt er im anderen den Wunsch zu sehen entstehen oder hilft ihm, den Wunsch zu entwickeln. Schon bei diesem Beispiel merken wir, dass es nicht so einfach ist, die Dinge auf einen gemeinsamen Nenner zu bringen, obwohl wir auf obiger Grundlage noch viel mehr Beispiele im Leben finden können.

Selbstlos handeln und Bedürfnislosigkeit

Das Problem des Carcinoten liegt bei der Wahrheit. Er hat auch nicht erkennen können, woran der Tuberculose-Mensch in Wahrheit gescheitert ist. Er hat nur gesehen, dass der Tuberculiniker in einer gewissen Weise handelt, und er glaubt zu wissen, wie ein wahrhafter Mensch zu handeln hat: Die Handlung soll vor allem nicht selbstsüchtig sein. Der Carcinot hat eine sehr tiefsitzende Angst davor, eine „selbstsüchtige Handlung" zu begehen, während der Tuberculiniker weder Gewissensqualen hat noch eine Notwendigkeit empfindet, seine Handlungen zu rechtfertigen. Der Carcinot legt fest, wie man sich unter allen Umständen zu verhalten hat. Vom moralischen Standpunkt betrachtet, sind das alles gute, edle Motive, nur das Wahre wird nicht beachtet. „Großzügig sein, geben statt

nehmen", ist zum Beispiel ein Motto von ihm. Wenn jemand etwas geben will, dann soll es auf jeden Fall etwas Gutes sein. Was gut ist, hat er schon festgelegt, und zwar unter Oberbegriffen.
Also bekommen alle das Gleiche. Nun sind die Menschen aber verschieden, und sogar Menschen, die sich sehr ähnlich sind, können zum selben Zeitpunkt manchmal ganz verschiedene Bedürfnisse haben.

Moralisieren statt hinterfragen

Das Individuelle gibt es bei der Carcinose nicht! Das Gute muss gut für alle sein! Bei vielen kleineren Dingen merken dies die Mitmenschen wegen der Macht der Carcinose gar nicht; bei wichtigen Dingen wird es in überzeugender Weise so glaubhaft gemacht, dass man lieber auf Einwände verzichtet. Ein bestimmtes Heilkraut wird beispielsweise als besonders gesund dargestellt, und der Carcinot macht es auf der Basis von gewissen Fakten bzw. Argumenten glaubhaft, dass es nichts Besseres als dieses gibt.

Ein anderes Beispiel: Eis schmeckt jedem, Schokoladeneis ist seiner Meinung nach das beste. Also müssen alle Schokoladeneis bekommen. Auf der Gefühlsebene wird das Spiel so komplex, dass man sich kaum davon befreien kann. Es ist die Verallgemeinerung auf der Basis von Fakten oder Moral, welche die Carcinose so gefährlich macht. Ein „guter" Mensch zum Beispiel tut dem anderen nicht weh. Manchmal fügt aber ein Mensch dem anderen ein Leid zu. Jetzt hat dieser Mensch in den Augen des Carcinoten keine Chance mehr! Das Einzige, was den Carcinoten interessiert, ist, tut ein guter Mensch so etwas Gemeines oder nicht? Selbstverständlich nicht! Der Carcinot gibt sich jedoch keine Mühe, herauszufinden, was die Ursache dafür war, dass der „gute" Mensch sich „schlecht" verhalten hat. Ein Verständnis dafür zu bekommen und zu lernen, die Situation besser zu meistern, ist nicht seine Sache.

Der Verstoß gegen die Wahrheit

Das Aktivwerden des Miasmas fängt dort an, wo der Verstoß gegen die Wahrheit stattfindet. Das Bedürfnis der Seele wird nicht als wahr akzeptiert.

Was die Seele als wahr empfindet, spielt keine Rolle beim Carcinose-Menschen. Der Carcinot misst der Empfindung, dem weiblichen Teil des Menschen, keine Bedeutung bei. Deswegen hat das Weibliche bei der Wahrheitsfindung für ihn keinen Platz. Er schafft seine eigene Wahrheit, aber es ist letzten Endes nur seine eigene. Wo, zu welchem Zeitpunkt, unter welchen Bedingungen, in welchem Rahmen etwas geschieht, all dies ist von keiner Bedeutung, oder es zählt nur in begrenzter Form, um seine eigene Wahrheit darzustellen.

Die totale Kontrolle

Der Carcinot, überzeugt von seiner Güte und seinem Wohlwollen für seine Mitmenschen, gründet ein Zentrum, in dem man lernen soll, das Leben zu meistern. Seine Angst, irgend etwas nicht meisterhaft

CARCINOSE

zu können, lässt ihn eine gewisse Art des Verhaltens annehmen, wodurch er sich die Treue und Verehrung seiner Schüler sichern kann. Dass er sehr gütig ist, ist selbstverständlich. Er führt, aber er bleibt immer freundlich. Er scheint niemals etwas gegen den freien Willen der anderen zu tun, da die anderen ihm willig Gehorsam leisten. Er sorgt für sie und achtet darauf, dass jeder etwas Besonderes lernt und so auf seine Kosten kommt. In dem Fall ist er ein sehr strenger Lehrmeister; das Pensum muss unbedingt erfüllt werden, und gute Leistungen werden entsprechend belohnt. Sein Wissen und Können ist vom Besten, und er erwartet natürlich genau das gleiche von seinen Schülern. Seine Methode muss treu befolgt werden. Es gibt keine Entschuldigung für das Abweichen von den Grundsätzen. Die Anweisungen müssen genauestens durchgeführt werden, das heißt, auch die Art und Weise steht fest.

Es ist wahr, dass die Grundbedingungen für alle gleich sind und dass es einen gewissen Rahmen geben muss. Wenn jedoch in diesem Rahmen die Grundbedingungen erfüllt werden, sollte jeder die Freiheit haben, seine Individualität zu entwickeln. Und genau hierin liegt der Verstoß gegen die Wahrheit, die in jedem vorhanden ist. Der Carcinot hat kein Vertrauen, dass andere es aus eigener Kraft und ohne ihn schaffen können. Deshalb können die Prinzipien und Regeln nicht für alle gleich gelten. Wenn es nach ihm ginge, müsste die Überwachung so minuziös sein, dass jeder zwangsläufig wie der Meister wird. Nur dann entsprechen sie dem Echten, wie es sich der Carcinot vorstellt. Seine Art zu lehren, das heißt die klassische Methode, die mit den Grundlagen anfängt, hat sich ja bewährt. Ohne eine solide Basis ist man doch verloren.

CARCINOSE

Man muss die Sache richtig verstehen, um sie meistern zu können; deswegen kann man nicht irgendwo oder irgendwie anfangen.

Wie geht nun der Carcinot mit einem Naturtalent um? Er wird ihn sofort in die Mangel nehmen und seinem Training unterwerfen. Dass jeder Mensch andere Möglichkeiten hat, kann sich der Carcinot nicht vorstellen. Die zaghaften Versuche von anderen Lernwilligen, die nicht genug Stärke und Durchsetzungskraft haben, werden im Keim erstickt. Entweder der Schüler gibt auf und versucht es nie wieder, oder er wird unter der klassischen Methode zu einem mittelmäßigen Künstler. Niemand streitet dem Carcinoten ab, dass Fleiß und jahrelange Mühe dazugehören, auch nur die Anfänge der Meisterschaft zu erlangen. Aber dass das Naturtalent vieles ausprobiert und sich fast alles selber beibringt, ist eine Bedrohung für den Carcinoten. Wenn sich der Schüler, Partner oder Angestellte dem Carcinoten nicht unterordnet oder unterwirft, sieht er nicht mehr die Bemühungen des anderen Menschen. Er ist überzeugt, dass der andere nicht zurechtkommen kann. Dann fallen ihm die geringsten Schwächen des anderen auf und er geht sie mit einer Gnadenlosigkeit an.

Der Carcinot möchte eine Elitetruppe aufbauen, (in welchem Bereich, spielt keine Rolle), die unschlagbar und der Stolz ihres Bereiches werden soll. Nun, jedes Kind ist der Stolz seiner Eltern; jedes Kind Gottes ist nicht nur der Stolz Gottes, sondern erhält als sein Geburtsrecht das Geschenk der Genialität. Allzu oft wird das

CARCINOSE

Geschenk durch die Miasmen unterdrückt. Der Carcinot trägt sehr viel dazu bei, wodurch er immer dominanter wird. Er versucht mit Herzlichkeit, Überreden, Beweisen seiner Unübertrefflichkeit und am Ende mit Drohungen und Strafmaßnahmen, alle bei der Stange zu halten. Trotz all seines Wohlwollens im Herzen kann er dem Vormarsch des Miasmas Carcinose nicht das Geringste entgegensetzen, weil er die Wahrheit nicht ganz sieht oder sogar verdreht.

Nachdem es ihm nicht gelingen konnte, den anderen seinen wirklichen Schatz, die Wahrheit seines Selbst, zu zeigen, wechselt er hinüber vom Meisterpodest zu dem des unauffälligen Wohltäters. Er hat viel dazu beigetragen, alles herauszufinden und immer wieder zu überprüfen und zu verbessern, was dazugehört, um bestimmte Fähigkeiten zu erlernen. Nicht nur das ist sein Verdienst, sondern er hat auch gezeigt, wie alles am besten miteinander zu koordinieren und auf einen gemeinsamen Nenner zu bringen ist. Wenn man leicht und geschmeidig durch den Tag gehen kann, dann fängt das Leben an, Spaß zu machen. Aber die Menschen sind nicht damit zufrieden. Doch was bringt es, wenn man all die Gewandtheit hat, jedoch das Wahre fehlt? Wichtiger als alles andere ist es für ihn, den Menschen Glück zu schenken und da zu sein, wenn jemand ihn braucht.

Viele Gedanken gehen ihm durch den Kopf. Soll er sich zurückstellen und die Not seiner Mitmenschen zu seinem Lebensthema machen? Seine individuelle Art und Weise, Dinge zu betrachten, schafft eine Welt, in der alle in Notsituationen sind. Für den Car-

CARCINOSE

cinoten tragen alle Menschen so viel Leid, auch wenn es nicht immer offensichtlich ist. Jeder Tag bringt seine Forderungen, und jeder kommt damit mehr oder weniger zurecht. Alle Menschen haben ihr Auf und Ab. Gerade wenn einer seine Last nur schwer tragen kann, gilt es, ihm zur Seite zu stehen und etwas von seiner Last abzunehmen, ihm Kraft zu geben, Mut zuzusprechen. Auch wer nicht in einem Tief ist, freut sich, wenn er etwas Schönes erhält, und geht seine Aufgabe dann mit noch mehr Elan an. Also nimmt der Carcinot einen Sack voll Leckereien mit, wo immer er auch hingeht. So hat er beispielsweise am Arbeitsplatz immer eine Tüte Bonbons oder Schokolade bei sich. Sie werden großzügig verteilt bzw. stehen allen zur Verfügung, und jeder wird herzlichst aufgefordert, sich zu bedienen. Kinder bekommen die Möglichkeit, sich etwas aus einem Überraschungstopf auszuwählen, Frauen erhalten Komplimente „Du siehst heute wirklich hübsch aus!" Dabei sieht er gar nicht, dass die Betreffende sich unwohl fühlt. Sollte sie die Kraft haben zu sagen, dass sie sich gar nicht so hübsch fühlt, erwidert er: „Ach komm, nur keine falsche Bescheidenheit." Oder „Das sollst du nie wieder sagen. Du bist hübsch, vergiss das nie."

Es ist natürlich schön, jemandem ein Kompliment zu machen, und manchmal gelingt es sogar, mit positiver Überzeugungskraft die herunterziehende Spirale einer negativen, depressiven Kraft zu stoppen und wieder in die Richtung nach oben umzudrehen. Aber wenn es eine rein verbietende Kraft ist, dann kommt keine Energie dazu, die den Menschen zum Wahren führt. Eine weitere negative Kraft wird auf das herunterziehende Element aufgesetzt. Jetzt ist dies nicht nur

CARCINOSE

verdeckt und wird nicht mehr richtig empfunden, sondern auch der Weg, um dessen Ursachen anzuschauen, ist verbaut.

Er könnte zum Beispiel auch fragen: „Wie kann ein Schatten über einen so hübschen Menschen fallen?" Damit wäre dem anderen die Möglichkeit gegeben, das anzuschauen und, wenn er will, sich mitzuteilen. So hat er für alle nette Sprüche, um sie immer möglichst froh zu stimmen. Auch mit seinen Leckereien erreicht er nicht viel. Selbstverständlich ist es erfreulich, Köstlichkeiten zu erhalten. Sie decken aber nur einen ganz kleinen Teil der Bedürfnisse des Menschen ab. Dieser eine Teil wird übersättigt, während die anderen Teile leiden. Auf die Dauer folgen Abhängigkeit und Degeneration. Es kommt nicht darauf an, dass eine Handlung gut gemeint und liebevoll ist, sondern dass sie wahre Bedürfnisse abdeckt. Die Leckereien, die geistiger, seelischer oder physischer Art sein können, haben sicherlich ihren Platz im Leben, so wie viele andere Dinge auch, aber ein wahres Bedürfnis wird erst dann gestillt, wenn das Wesen der anderen erkannt und respektiert wird.

Die Abhängigkeit anderer entsteht auch durch sein ständiges Dasein für alle. Jeder weiß: Wenn irgend etwas ansteht, kann er sich auf den Carcinoten verlassen. Die Anwesenheit vom Carcinoten, selbst wenn dieser weit entfernt ist, lässt den anderen all seine Probleme auf dessen Schultern abladen. Der Carcinot gibt ihm Trost, alles wird gut werden, alles hat einen Sinn. Aber das, was der Bedürftige wirklich braucht, bekommt er nicht. Dass man dem Hilfesuchenden zwar fest, aber liebevoll sagt, wo und wie er vielleicht seine

Probleme anzuschauen hat, weiß der Carcinot entweder nicht, oder er tut sich damit sehr schwer. Ein Kind ist unzufrieden und verlangt ein Bonbon, das es auch erhält. Wenn man den Carcinot darauf aufmerksam macht, dass es vielleicht besser wäre, dem Kind kein Bonbon zu geben, so erwidert er: „Wie kannst du nur so herzlos sein!" Dass er damit dem Kind die Chance nimmt, seine Probleme anzugehen, um auf eine höhere Stufe der Erkenntnis zu kommen, wird ihm nicht klar.

Dem anderen die Last nehmen – Hilfe oder Schaden?

Der Carcinot bietet manchmal sogar an, einen Teil der Last des Leidenden zu tragen, im Notfall die ganze Last. Das Motto: „Einer trage des anderen Last" spricht dem Carcinose-Menschen direkt aus dem Herzen. Aber jeder bekommt doch seine Last, um gerade auf diesem Gebiet stark zu werden. Wenn man jemandem etwas abnimmt, dann bleibt der andere entsprechend schwach. Natürlich wird man jemandem, der um Hilfe ruft, zuerst einmal eine helfende Hand reichen. Aber erst, wenn man ihm dann die wahre Quelle der Kraft zeigt, handelt man im Sinne Gottes. Lässt man zum Beispiel jemandem einfach Kraft zufließen, ganz gleich, ob es die Kraft des Mutes oder eine andere Kraft ist, so hat der andere den Mut nur kurzfristig und er muss sich immer wieder an den Carcinose-Menschen wenden. In seiner Herzensliebe hat er aber auch die Möglichkeit, den Teil, der den anderen zum Beispiel mutlos macht, mit dem zu ersetzen, der ihn mutig werden lässt. In diesem Fall handelt er im Sinne Gottes und lässt ihm die göttliche Kraft zufließen.

Doch es besteht immer die Gefahr, dass er geben und geben will, irgend etwas geben. Seine Gaben werden fast aufgedrängt, aber es ist kein selbstloses Geben. Er möchte auch als Geber angemessen beachtet werden. Außerdem ist echtes Geben nur möglich, wenn man selbst etwas hat. Erst muss der Mensch Schätze besitzen, bevor er sie verteilen kann. Wenn ihm selbst nicht ständig neue Schätze zufließen, wird er bald bankrott sein. Sobald der Carcinose-Mensch versucht, auch etwas Göttliches für sich zu verlangen, bekommt er Gewissensbisse und wünscht, dass es lieber andere erhalten sollen. Dadurch geht die wahre Bedeutung von „Jeder ist sich selbst der Nächste" verloren.

Ähnlich ist seine Reaktion, wenn jemand etwas Bestimmtes verlangt und es nicht da ist. Dann soll derjenige mit etwas anderem zufrieden sein. Wehrt sich der andere, dann soll er zufrieden sein, dass er überhaupt etwas bekommt. Wo es doch so viele gibt, die gar nichts haben - die würden alles dankbar annehmen. Aus diesem Grund werden Dinge, besonders Eßbares, das bereits verdorben ist, trotzdem verwertet. Das Gesetz, dass die Natur in einem ständigen Prozeß des Recyclings ist, wird dabei verleugnet.

Durch diesen Verstoß gegen die Wahrheit wird unvorstellbar vieles als wahr verkauft, welches nicht das Geringste mit der Wahrheit zu tun hat. Dieses System, das auf Unwahrheit aufgebaut ist, macht plötzlich Dinge notwendig, die überhaupt keinen Platz in der Ordnung der Dinge haben.

Mowbray:
„Meine Würde ist mein Leben, beides zu einem verschmolzen;
Nimmst du mir die Würde, so nimmst du mir mein Leben."

„Mine honour is my life, both grow in one;
Take honour from me, and my life is done."

Shakespeare: Richard II, I.1.182 f.

Praktische Anleitung zur Umwandlung der Carcinose

Grün, die Farbe der Wahrheit

Nicht jeder fühlt sich zu Grün hingezogen, manche haben sogar eine instinktive Abneigung gegen Grün. Die Wahrheit ist schwer zu verdauen, wenn man eine feste Meinung hat und gewisse Lebensweisheiten und Meinungen um jeden Preis behalten will. Sehr oft ist dieser Widerstand unbewußt vorhanden, während nach außen hin für die Wahrheit gekämpft wird. Wenn irgend etwas als echt erkannt wird, muss das Unwahre zwangsläufig weggeworfen werden. Sehnen wir uns nach dem Echten, dann können wir uns unser Blut als eine strahlende, tiefgrüne Flüssigkeit vorstellen, die durch unsere Gefäße fließt. Das grün leuchtende Blut nährt die Nervenbahnen und die Wirbelsäule, es lässt einen mächtigen hellgrünen Energiestrom durch sie fließen, der unsere Gehirnzellen aktiviert.

Musik, die das Streben nach Wahrheit in uns intensiviert

Anton Bruckner

Anton Bruckner kämpfte sein ganzes Leben für seine Musik, obwohl sie von fast allen abgelehnt wurde. Jedoch blieb er fest auf seinem Weg, da er davon überzeugt war, dass sie von Gott gegeben war. Wenn wir Gott in unserem täglichen Leben suchen und die Einflüsterungen der Miasmen nicht so recht von der göttlichen Führung unterscheiden können, dann hilft uns die Musik von Bruckner und hebt das Echte hervor.

Joseph Haydn

Das Leben bringt manchmal viele bittere Prüfungen, und dann scheint das Leid einen Teil des Lebens auszumachen. Glückliche Momente sind flüchtig. Wir fragen uns, ob das der Sinn des Lebens ist. Geprägt von dem Leid der Jahrtausende, wollen wir endlich in einer freudigen Welt erwachen. Wissen wir nicht, ob noch Freude möglich ist, dann führt uns die Musik von Haydn zurück zur Quelle des Frohsinns.

„Orpheus brachte durch sein Flötenspiel
die Bäume und die schneebedeckten Gipfel dazu,
sich in Demut zu beugen.
Zu seiner Musik blühten Pflanzen und Blumen,
als ob Sonne und Regen einen ewigen Frühling
geschaffen hätten."

„Orpheus with his lute made trees
And the mountain tops that freeze
Bow themselves, when he did sing.
To his music plants and flowers
Ever sprung; as sun and showers
There had made a lasting spring."

Shakespeare: Song in Henry VIII, III.1.3 ff.

DIE ÜBUNG ZUR UMWANDLUNG DER CARCINOSE

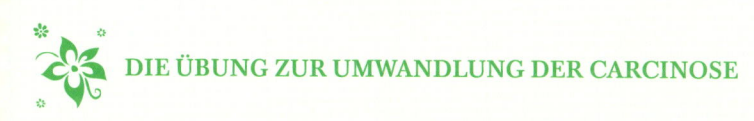

Grün ist der **Donnerstag**. Grün soll uns zum Heil und zur Wahrheit verhelfen.

Richten Sie zuerst Ihre Aufmerksamkeit vollständig auf Gott.

1. Stellen Sie sich die Grundfarbe der göttlichen Eigenschaft, der Wahrheit, als eine leuchtend **grüne** Flamme von drei Metern Durchmesser vor, die von unten auf Sie einstrahlt, sich um Sie herum ausbreitet und drei Meter nach oben reicht. In Ihrem Herzen empfinden Sie eine große Liebe für diese Flamme.

2. Jetzt stellen Sie sich einen leuchtend **rubin-golden** Ball vor, der sich aus der Mitte Ihres Herzens ausbreitet, bis er einen Durchmesser von drei Metern hat.

3. Als letztes stellen Sie sich eine **violett** strahlende Kugel im Kopf vor. Sie breitet sich von der Mitte des Kopfes drei Meter im Durchmesser aus.

Sie können jetzt die Wirkung im Herzen erleben oder aktiv das Scheitelchakra mit dem Herzen verbinden. Für manche ist es vielleicht ratsamer, erst nur die Herzensübung zu machen. Wenn Sie sich aktiv beteiligen möchten, dann stellen Sie sich eine strahlend weiße Fläche auf dem Scheitel vor.

CARCINOSE

Jetzt lassen Sie sich den Aspekt des Miasmas der Carcinose von Ihrem göttlichen Selbst zeigen, der für Sie gerade aktuell ist. Im weiteren Verlauf kann sich die Fläche zu all dem verändern, was gerade für Sie ansteht. Bleiben Sie fest in Ihrem Herzen verankert. Wenn Sie Hilfe brauchen, dann rufen Sie innerlich danach. Geben Sie sich voll in die Hände Gottes, dann sind Sie geschützt und werden geführt. Entweder legen Sie eine Zeit von ca. 15 Minuten für die Übung fest oder Sie lassen sich ganz und gar führen. Am Ende der Übung atmen Sie dreimal tief durch, strecken sich, wenn Sie sich danach fühlen, bis Sie wieder voll mit Ihrem Bewußtsein da sind und sich richtig geerdet fühlen.

Jetzt machen Sie die Anrufungen, um die Verankerung der göttlichen Wahrheit in sich zu besiegeln. Wiederholen Sie jede Anrufung dreimal laut, klar, zügig und intensiv von ganzem Herzen.

CARCINOSE

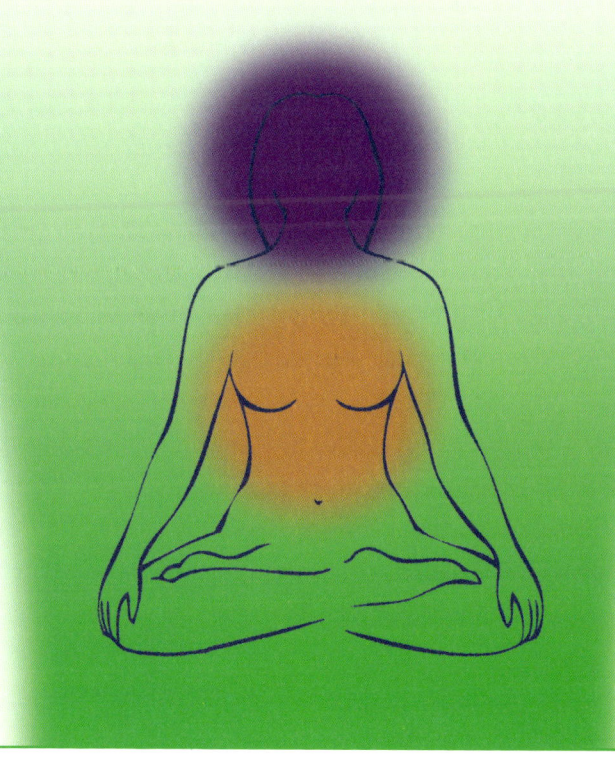

Die Anrufungen für die Carcinose

1. Ich lasse alle Versuche, andere zu kontrollieren und zu manipulieren, los.
2. Ich lasse die Scheinheiligkeit und die Unehrlichkeit los.
3. Ich lasse meinen Groll gegen Gott los.
4. Ich bin reich beschenkt durch Gottes Liebe.

Die Ambrosis (Pseudo-Sykose)

Dieses sechste Miasma habe ich früher Pseudo-Sykose genannt, weil es einem wie die Sykose erscheint, aber in Wirklichkeit doch eine ganz eigene Natur hat. Bei der Namensgebung gab es Parallelen zur Tuberculose, die anfangs Pseudo-Psora genannt wurde und lange Zeit nicht als eigenständiges Miasma angesehen wurde. Noch heute werden die Zustände von Psora und Tuberculose häufig nicht deutlich voneinander getrennt gehalten. Das Wort „Ambrosis" ist von dem griechischen Wort „Ambrosia" abgeleitet. Das sechste Miasma hat als Eigenschaften die Auswirkungen von Ambrosia, die als Nahrung der Götter galt. Das Wort stammt von ambrotus (unsterblich) und eine ebensolche Wirkung wurde der Götternahrung zugesprochen. Ambrosis ist die natürliche Folge, wenn der Mensch, tief verwickelt in das miasmatische Geschehen, verzweifelt nach einem Ausweg sucht.

Auch der vielversprechende Versuch der Carcinose, sich aus den Fangarmen der Miasmen zu befreien, schlägt fehl. Es sind nur wenige Menschen, die kompromisslos an der Wahrheit festhalten, denn viele basteln sich ihre eigenen Wahrheiten zurecht. Die falschen Wahrheiten scheinen ihnen auf den ersten Blick voller Hoffnung entgegenzuleuchten, aber es ist nicht jenes Emporstreben des Geistes, bei dem das Herz freudig schlägt und der Mensch in einem Aufschwung der Seele den Sieg über die Miasmen erringt. Die Trauer der Seele sitzt tief im Inneren dieser Menschen, so dass keine echte

Hoffnung in ihnen aufsteigen kann. Hier ist es die Begeisterung für hohe Versprechungen, die aber den Menschen letztendlich zum Tode führt. Denn diese Menschen sind loyal, und sie glauben an die Wahrhaftigkeit des Führers, auch wenn sie dadurch alles verlieren. Stimmen, die uns aufrufen, alles zu überprüfen und nur an das, was sich bewährt hat, zu glauben, werden nicht gerne gehört. Es scheint einem die Hoffnung und den Glauben zu nehmen, wenn man aufgefordert wird, alles zu überprüfen.

Der Mensch braucht doch eine Basis, auf der er aufbauen kann. Wenn er immer wieder alles neu überprüfen muss, kann er gar nicht anfangen, irgend etwas zu tun, meint Ambrosis. Muss er das Alte, das sich bereits bewährt hat, wirklich immer wieder neu in Frage stellen? Auf welche Basis soll er überhaupt bauen, um mit dem Leben zu starten? Können wir denn niemandem glauben? Doch, wir glauben, dass die Prinzipien stimmen. Jedes Prinzip hat in seinem Rahmen seine Gültigkeit. Es ist immer die Auslegung der Menschen, die die Prinzipien verdreht. Ein Prinzip bleibt aber unanfechtbar. Der Mensch kann ein Prinzip annehmen, ohne sich von der Meinung anderer beeinflussen zu lassen. Bestimmte Prinzipien kann er als seine Basis nehmen und sein Leben darauf aufbauen. Die zerbrechlichen Strukturen ungenügend oder falsch ausgelegter Prinzipien braucht er nicht zu akzeptieren. Wenn andere die Prinzipien falsch oder unvollständig benutzen, dann braucht er sich nicht darum zu kümmern.

AMBROSIS

Die Balance zwischen dem Weiblichen und Männlichen halten

Sobald er in seiner Überzeugung so weit gekommen ist, macht Ambrosis eine Denkpause und fragt sich, wie er vorgehen muss, um sich den Erfolg zu sichern. Die winzigen Räder des Denkvorgangs fangen an, sich langsam zu drehen, bis sie in eine gleichmäßige Bewegung übergehen, wie eine Eisenbahn, die fröhlich durch die hügelige Landschaft des Voralpenlandes dahinrollt. Er wird immer vergnügter und freudiger, während ihn seine Gedanken durch Täler, Wälder und Wiesen führen. Die Sonne strahlt und langsam entfaltet sich in der Helligkeit der aufsteigenden Sonne ein Prinzip in seiner Herrlichkeit. Sobald dies zur vollen Blüte gekommen ist, geht es in das nächste über. Freudig verschmilzt er mit dem ersten Prinzip, dann dem zweiten und so weiter, bis er auf einmal merkt, dass alles nur ein Ausdruck der göttlichen Gesetzmäßigkeit ist. Kein Prinzip steht für sich alleine und allem zugrunde liegt die Balance des Weiblichen und Männlichen.

Jetzt wird ihm klar: Jeder muss auf seinen eigenen Füßen stehen, erst dann kann er mit anderen zusammen etwas bewirken.

Zurück in der Welt, passiert mit diesem kurzen Einblick in die Herrlichkeit Gottes jenseits des Denkvermögens dasselbe wie mit allen anderen Einblicken, sobald der Mensch wieder unter dem Bann des Miasmas steht. Der Verlauf ist immer gleich: Im Moment der Wahrnehmung des Göttlichen, des Wahren, ist der Mensch in der Regel vor dem Einfluß des Miasmas geschützt. Danach sind die Miasmen

AMBROSIS

in der alten Weise wieder da, wenn der Mensch nicht aktiv etwas dagegen unternimmt.

Meist ist er von der Illusion des einen Miasmas enttäuscht und geht zum nächsten über. Erst wenn er sich ganz und gar im Strudel der Miasmen befindet, zeigen sich die miasmatischen Verzweigungen. Bereits vor dem Ausbruch des ersten Miasmas haben alle miasmatischen Aktivitäten in ihm geschlummert. Daher ist es vorprogrammiert, dass der Mensch irgendwann in das letzte Miasma verwickelt werden wird. Durch den ersten Verstoß wurde der Keim für alle anderen gleich mit angelegt.

Der Mensch hat zwar jederzeit die Möglichkeit, den Rücktritt von den Illusionen der Miasmen anzutreten, aber ohne eine Fackel kann er keinen sicheren Schritt tun. Die unendliche Gefahr auf dem Weg kann nur einer ermessen, der den Weg schon gegangen ist, da im Moment der Rebellion der Seele gegen die Miasmen alle Floskeln, Masken und netten Worte abfallen und die Miasmen ihre böse Seite offen zeigen.

Es ist ein schmaler, silberner Pfad zurück nach Hause, den man auf keinen Fall verlassen darf. Wer sich nicht daran hält, geht in die Irre und findet nur mit großem Glück wieder zurück. So bahnen sich in uns Verfall und Zerstörung an. Oft ist der Mensch dann so voller Angst und Schrecken, dass er sich keine neuen Versuche mehr zutraut und erst einmal in der Sicherheit des Bekannten (Miasmas) bleibt.

Aber nach einer Weile wird er nach den Möglichkeiten der nächsten prinzipiellen Grundlage suchen, die Gott dem Menschen gegeben

AMBROSIS

hat, um vollständig, d.h. heil funktionieren zu können. Diesmal ist der Suchende voll davon überzeugt, endlich den Schlüssel gefunden zu haben, und legt mit Begeisterung los. Er hat beim Einblick in die Realität wahrgenommen, wie sich alles entwickelt. Jeder trägt den Entwicklungsplan in sich, der seine Identität ist. Alles entfaltet sich danach. Also braucht er nur den Plan sich entwickeln zu lassen, so wie er angelegt ist, um er selbst zu werden. Dem Suchenden ist immer noch bildhaft bewußt, wie der Meister (siehe Kapitel „Carcinose") Mann und Frau als ganz unterschiedliche Wesen beschrieben hat. Also entscheidet sich der Mann, um sich selbst zu entwickeln, sich nur auf das Männliche zu konzentrieren.

Die Frau entscheidet sich auf die gleiche Weise, ihre Aufmerksamkeit auf das Weibliche zu richten. Doch dieser Weg ist von Anfang an zum Scheitern verurteilt. Die Ambrosis-Menschen haben dem Carcinoten geglaubt, dass ein essenzieller Unterschied zwischen den beiden Geschlechtern besteht. Wehe, wenn solche Gedanken verbreitet werden.

Gleich beim Eintauchen in diesen Gedanken hat der Mensch den Fehler gemacht, in der Getrenntheit die Gemeinsamkeit, die Ganzheit, die Einheit zu übersehen. Er hat sie nicht nur übersehen, sondern gar nicht wahrnehmen wollen, weil er, verblendet durch die Miasmen, mit seiner eigenen Großartigkeit prahlen wollte. Die Ambrosis ist das Nicht-Sehen-Wollen, dass wir eins sind, dass wir gleich sind und dass wir hier sind, um uns gegenseitig zu achten, zu helfen und zu dienen.

AMBROSIS

Dieser Verstoß gegen die Einheit, gegen die Gleichheit und gegen die Gemeinsamkeit fand schon statt, bevor der Mensch anfing, den Weg aus den Miasmen zu suchen. Denn er nahm sich vor, nur seine eigene Größe zu finden. Hat er sie teilweise gefunden, sonnt er sich in seinem Ruhm. Vergessen ist die Quelle seines Ruhmes, seiner Glorie. Er kümmert sich nur um seine Entfaltung, bei der jeder auf sich gestellt ist. Er nimmt sich, was er braucht, ohne an den Nächsten zu denken. Er will groß werden und in Konkurrenz mit den anderen stehen, sie überragen. Was er entdeckt, macht er zu seinem Eigentum und alle anderen müssen zu ihm aufschauen, ihn glorifizieren, um etwas von seinem strahlenden Ruhm abzubekommen.

Die große Wahrheit ist ihm aber komplett entgangen. Reicht man dem Nächsten die helfende Hand, dann strahlt die Freude und Dankbarkeit des anderen ins eigene Herz. Kümmern wir uns um die Entwicklung eines Menschen, dann entfalten wir unsere eigene göttliche Natur. Dienst um des Dienstes willen ist der Frieden, den jeder sucht. Der Ambrosis hat aber so viel Unfrieden gestiftet, so viel Leid gesät, dass er es gar nicht anschauen kann. Auch nur einen Blick dorthin zu werfen, überwältigt ihn so, dass er gleich irgendwo Trost suchen muss. Er flüchtet in eine Welt, die den eigenen Schmerz lindert, wie etwa in die Welt der Illusionen, die ihm z.B. von Wunderdrogen vorgegaukelt wird. Er glaubt, das gefunden zu haben, wonach er immer gesucht hat. Jeder will der Beste, der Größte sein. Das Seine und nur das Seine hat dort einen Platz. Der Verstoß gegen das Gesetz des Friedens brachte die Menschen an den Rand des Wahnsinns.

Aber wie und wann fing das alles an?

Der weibliche Teil von Ambrosis

Es begann schon am ersten Tag ihres Daseins auf der Erde. Ambrosis war klein. Es war ein göttliches Wesen, das in seiner Essenz weiblich war. Es wollte sich zur vollen Blüte seiner Weiblichkeit entfalten. Das sollte und durfte es. Im Schoße seiner Mutter erlebte sie die Wärme und fühlte den Strom, der ihre Natur aufblühen ließ. Ambrosis wuchs und gedieh sicher in ihrem Gefühl, sie selbst zu werden. Aber bald merkte sie, dass sie nicht zu dem wurde, was sie gedacht hatte. Der Einfluß ihrer Mutter wurde immer stärker, je mehr sie ihre Eigenständigkeit erreichte. Sie suchte Schutz und fand ihn bei ihrem Vater. Immer wenn ihre eigenständige Entfaltung bedroht wurde, vor allem von ihrer Mutter, ließ sie die Kraft ihres Vaters einwirken. Voller Eifer und Enthusiasmus kniete sie sich in die Kunst des Tanzes, der Musik und all dessen, was ihr angeboten wurde. Sie war ein sehr begabt und das Lernen fiel ihr leicht. Trotzdem war ihr Fleiß beinahe übermenschlich. Sie liebte es, alles, was es über ein Thema gab, zu wissen. Sie fragte, sie las, sie hörte zu, sie schaute. Ihr Wissen war eine Freude für die Eltern und Freunde. Es war nicht so, dass sie allen auf die Nerven ging mit ihren Erzählungen. Wenn es aber darauf ankam, hatte sie alles parat. Sie konnte die schönsten und amüsantesten Anekdoten aus dem Gedächtnis abrufen; zusammen mit Fakten, von denen man nie gehört hatte, versetzte sie einen in freudiges Staunen. All ihre Aktivitäten ließen ihr nicht viel Zeit für soziale Kontakte. Solche Kontakte waren auch nicht so einfach zu finden, weil sie konkurrenzlos dastand.

AMBROSIS

Der Schutz, den sie sich von ihrem Vater geholt hatte, galt zuerst nur dem Zweck, die Mutter auf Distanz zu halten. Doch mit der Zeit entwickelte sich eine Angst, überhaupt beeinflusst zu werden. Jede Begegnung mit Menschen war für sie mit der Gefahr verbunden, ihre Eigenständigkeit zu verlieren.

Es wurde für sie immer schwieriger, mit anderen zusammen zu sein. Sie wußte auch manchmal nicht, was sie den anderen sagen sollte. Beim täglichen Austausch mit anderen konnte sie in große Verlegenheit kommen. Sie fand es sehr schwirig, nach der höflichen Begrüßung zu anderen Themen zu wechseln. Alle diese Begegnungen ließen dem anderen nämlich Raum, sehr viel von sich selbst ins Gespräch zu bringen - dann war sie nicht mehr in ihrem Element. Das war dann mit Angst verbunden, besonders wenn der Gesprächspartner ganz natürlich und fröhlich über sich selbst erzählte. Da sie sowieso sehr viel Zeit mit sich selbst verbrachte, vertieft in ihre Beschäftigungen, war das anfänglich weniger ein Problem, zumal sie in der Öffentlichkeit als die „petite grande dame" auftrat. Mit der Zeit jedoch, vor allem als sie größer wurde, änderten sich zwangsläufig ihre Möglichkeiten und sie fing an, fast nur für sich alleine zu existieren. Nicht nur die Schule brachte Änderungen in ihrem Leben, sondern auch ihre Talente forderten immer mehr Kontakt mit anderen Menschen. Gesprächig war sie immer noch nicht, aber das bedeutete nicht, dass sie sich direkt abweisend verhielt.

So baute sie langsam ein Image von einer ruhigen, nüchternen, ernsthaften und menschenfreundlichen Person auf. Sie erweckte bei allen den Eindruck, dass für sie alle Menschen gleich waren. Aber genau dort lag ihr Fehler, genau in diesem Verhalten war die Überheblichkeit zu spüren, denn alle waren zwar gleich, aber sie war die Bessere. Niemand konnte ihr auch nur annähernd das Wasser reichen. Darin lag eine gewisse Wahrheit. Niemand konnte so sein wie sie, weil jeder nur seine Eigenständigkeit erreichen kann. Jeder wird zu einer ganz besonderen Kombination aus den Elementen, und durch den Einsatz des freien Willens sind die Bemühungen des einen so und des anderen so. Jeder bemüht sich auf seine Weise auf seinem Gebiet. Daher hilft es nicht, größer, reicher und korpulenter zu werden, um die eigene Identität zu verwirklichen bzw. zu bewahren. Es hilft nur, wenn es den Zweck des Daseins erfüllt.

Der männliche Teil von Ambrosis

In einer ähnlichen Weise begann die Geschichte des männlichen Wesens. Er war von Anfang an mehr mit der Mutter verbunden und genoß ihren Schutz und ihre Geborgenheit. Der Einfluß des Vaters hatte dadurch von vornehrein wenig Gewicht. Er wuchs und gedieh in dem Glauben, dass seine Identität durch die Anwesenheit seiner Mutter gesichert sei. So holte er sich immer Kraft von der Mutter, um auf seinen Beinen stehen zu können. Der (männliche) Einfluß des Vaters war dadurch nur so weit möglich, als der weibliche Teil, die Mutter, es erlaubte. Selbstverständlich spielte es dabei eine große Rolle, wieviel Schutz er von der Mutter forderte und wieviel er sich selbst als hilfloses Wesen, das den Wölfen

AMBROSIS

ausgesetzt war, zubilligte. Er war genauso begabt auf dem Gebiet der sogenannten männlichen Künste (Ringkampf, Schwertkampf, Bogenschießen), liebte aber auch die Musik. In ganz jungen Jahren entdeckte er seine Leidenschaft für Literatur.

Genauso wie seine Schwester war er ein echter Ambrosis und verbrachte die meiste Zeit mit seinen Leidenschaften. Die Außenwelt interessierte ihn wenig, und seine Umgebung zu verlassen, war nicht mit großer Begeisterung verbunden. Wenn er es tun musste, dann sollte es so sein. Er verhielt sich dann korrekt und ging nur auf das Notwendigste ein. Es gab keinen Wortwechsel oder den Austausch von Blicken. Kurz und bündig kam er stets zur Sache. Über die Jahre baute er fleißig und beharrlich ein gewaltiges Fundament auf. Schon in jungen Jahren machte er sich einen Namen auf seinem Gebiet. Sein Ziel war es, einen sicheren Platz in den Herzen der Menschen zu bekommen. Deswegen sollte sich auch keiner diesem Platz nähern. Auf seinem Spezialgebiet war er einsame Spitze und alle schauten mit absolutem Vertrauen zu ihm auf. Fühlte er sich bedroht, benutzte er die weibliche Kraft, um sich selbst zu schützen. Es war ganz simpel und einfach. Er hatte mehr Ansehen als alle anderen. Die Gefühle seiner Mitmenschen tendierten immer mehr zu ihm als zu anderen.

Ambrosis hat seine eigentliche Aufgabe, die Balance zwischen dem Weiblichen und dem Männlichen zu halten, in seiner Angst um seine Identität sehr verdrängt. Seine Eigenständigkeit hatte er als Mann oder als Frau gesehen. Dabei ging es darum, die jeweils andere Seite zu nutzen, um das eigene Wesen zu entfalten. Die Frau sollte lernen, mit dem gefühlsbetonten Teil des Herzens den nüchternen Teil zu bewegen. Der Mann sollte umgekehrt die Gefühle im Herzen unter die geordnete Kontrolle der Vernunft bringen.

Archbishop of York:
„Frieden ist von seinem Wesen her eine Eroberung,
denn beide Parteien sind ehrenhaft besiegt
und keiner ist der Verlierer."

„A peace is of the nature of a conquest,
For then both parties nobly are subdued,
And neither party loser."

Shakespeare: Henry IV, Part 2, IV. 2.89

Praktische Anleitung zur Umwandlung von Ambrosis

Rubin-Gold, die Farbe der Vereinigung, des göttlichen Friedens

Jeder sehnt sich nach einer gewissen Farbe. Entweder muss sie in einem vervollkommnet werden oder sie fehlt einem sehr, und diese Leere ist unerträglich. Es gibt bestimmte Zeiten, wo die Farbe besonders wichtig ist und wir ein großes Bedürfnis danach verspüren. Sind wir im Streit mit dem anderen Teil (männlich oder weiblich) in uns, fehlt der Frieden sehr, dann bringt die Vorstellung von abwechselnden Wellen von Rubin und Gold Ruhe und Zufriedenheit.

Musik, die den Frieden in uns intensiviert

Johann Sebastian Bach

Bachs Musik ist eine Quelle der Inspiration und zeigt uns, wofür wir unsere Fähigkeiten auf der Erde schulen. Seine Musik wirkt heilsam auf das Ego, so dass es sich langsam freiwillig dafür einsetzt, nur Gott zu dienen, wodurch unsere Natur immer demütiger und großzügiger wird.

Georg Friedrich Händel

Die Musik von Händel erweckt in uns die andächtige Begeisterung für Gott und seine Güte. Mit fröhlichem Herzen benutzen wir unsere Begabungen, um Gott zu rühmen.

Alonso: „Welche Harmonie ist dies?
Horche, mein lieber Freund!"
Gonzales: „Herrliche himmlische Musik!"

Alonso: „What harmony is this? My good friend, hark!"
Gonzales: „Marvelous sweet music!"

Shakespeare: The Tempest, III. 3.18

❋ DIE ÜBUNG ZUR UMWANDLUNG VON AMBROSIS

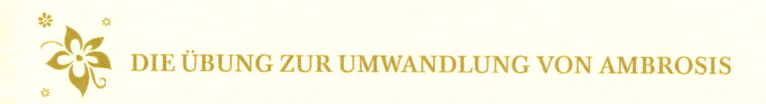

Frei sind wir am **Freitag**, aus der Zweiheit in die Einheit zu treten.

Richten Sie zuerst Ihre Aufmerksamkeit vollständig auf Gott.

1. Stellen Sie sich die Grundfarbe der göttlichen Eigenschaft, den Frieden, als eine sehr intensive **rubin-goldene** Flamme von drei Metern Durchmesser vor, die von unten auf Sie einstrahlt, sich um Sie herum ausbreitet und drei Meter nach oben reicht. In Ihrem Herzen empfinden Sie eine große Liebe für diese Flamme.

2. Jetzt stellen Sie sich einen **violetten** Ball vor, der sich aus der Mitte Ihres Herzens ausbreitet, bis er einen Durchmesser von drei Metern hat.

3. Als letztes stellen Sie sich eine **weiße** Kugel im Kopf vor. Sie breitet sich von der Mitte des Kopfes drei Meter im Durchmesser aus.

Sie können jetzt die Wirkung im Herzen erleben oder aktiv das Scheitelchakra mit dem Herzen verbinden. Für manche ist es vielleicht ratsamer, erst nur die Herzensübung zu machen. Wenn Sie sich aktiv beteiligen möchten, dann stellen Sie sich eine strahlend weiße Fläche auf dem Scheitel vor.

Jetzt lassen Sie sich den Aspekt des Miasmas von Ambrosis von Ihrem göttlichen Selbst zeigen, der für Sie gerade aktuell ist. Im weiteren Verlauf kann sich die Fläche zu all dem verändern, was gerade für Sie ansteht. Bleiben Sie fest in Ihrem Herzen verankert. Wenn Sie Hilfe brauchen, dann rufen Sie innerlich danach. Geben Sie sich voll in die Hände Gottes, dann sind Sie geschützt und werden geführt. Entweder legen Sie eine Zeit von ca. 15 Minuten für die Übung fest oder Sie lassen sich ganz und gar führen. Am Ende der Übung atmen Sie dreimal tief durch, strecken sich, wenn Sie sich danach fühlen, bis Sie wieder voll mit Ihrem Bewusstsein da sind und sich richtig geerdet fühlen.

Jetzt machen Sie die Anrufungen, um die Verankerung des göttlichen Friedens und der Einheit in sich zu besiegeln. Wiederholen Sie jede Anrufung dreimal laut, klar, zügig und intensiv von ganzem Herzen.

AMBROSIS

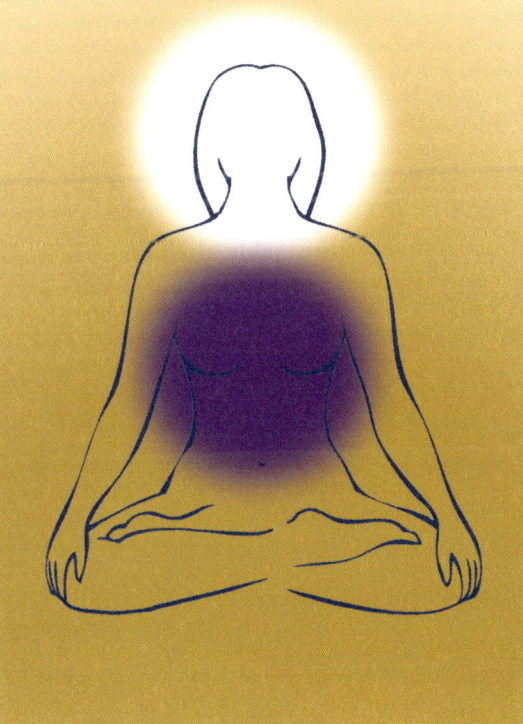

Die Anrufungen für die Ambrosis

1. Ich lasse all meine Maßlosigkeit los.
2. Ich lasse all meine Vorstellungen los.
3. Ich bin zufrieden mit dem, was ich gebe.
4. Ich bin zufrieden mit dem, was ich bekomme.
5. Ich lasse alle meine Erwartungen los.
6. Ich bin offen für Wunder.

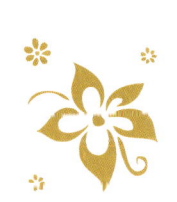

Lyssinus (Pseudo-Syphilis)

Das letzte Kapitel der Miasmen begann schon lange bevor das erste Miasma richtig Fuß gefaßt hatte. Weitsichtige und weise Menschen hatten die Gefahr schon in der allerfrühesten Zeit erkannt. Um auf das Ungeheuerliche, das auf die Menschheit zukommen würde, vorbereitet zu sein, hatten sie sich einen besonderen Plan überlegt. Im ganzen Land wurden loyale und fähige Menschen gesucht und auf ihre Standhaftigkeit getestet. Nur die Besten wurden für die Schulung ausgewählt, welche aus dem Studium des miasmatischen Geschehens bestand. Dieses Geschehen sollte und musste, wie jedes Geschehen, mit nüchternem Geist betrachtet werden. Es ist mit einem Film zu vergleichen, der vor uns abläuft. Wenn ein Schüler mit der Besichtigung des miasmatischen Geschehens etwas ins Stocken gerät, dann sorgt der Lehrmeister dafür, dass er an der Stelle weiterarbeitet, an welcher er aufgehört hat. Sobald die Gefahr besteht, dass der Schüler von dem Miasma überrumpelt werden könnte, muss der Lehrmeister alle Maßnahmen ergreifen, um die miasmatische Lawine zum Stoppen zu bringen und das bereits dem Miasma zum Opfer gefallene Territorium zurückzuerobern.

Die Lehre der Meister

„Es wird immer wieder Fälle geben, in denen ihr ein Stück miasmenfreies Terrain verliert und wieder fast von vorne anfangen müßt", erklärten die Lehrmeister. „Schaut alles genau an, um daraus zu lernen, wie es besser zu machen ist. Kämpft weiter, bis das letzte Atom wieder an seinen Platz gebracht worden ist. Doch passt auf, denn genau dann lauert die größte Gefahr! Berauscht vom Sieg werdet ihr feiern, unaufmerksam werden und euch entspannen. Jetzt jedoch steht euch die wirkliche Arbeit bevor. Nun fängt die echte Heilung an. Eure Schwäche, welche die miasmatischen Aktivitäten ausgelöst hat, muss genau untersucht werden. Es muss jedem, der von einem Miasma geheilt wurde, absolut klar werden, wieso es dazu kam, so dass er niemals wieder in Versuchung gerät. Seine Treue zu Gott muss er anschauen und fest verankern. Darüber hinaus muss er alle göttlichen Eigenschaften und Möglichkeiten des Schutzes erwerben, die ihm helfen, auf dem Pfad zu bleiben. Diese müssen auch gepflegt werden und ihren reibungslosen Einsatz im Leben finden.

Das Letzte, worauf zu achten ist, ist ebenfalls von höchster Wichtigkeit: Verwickelt euch niemals persönlich in Angelegenheiten! Seid freundlich, herzlich, ermunternd, begeistert, liebevoll, aber ohne emotionale Verhaftung. *Bleibt stets unpersönlich im Sinne eures Egos!*"

Diese Lektionen galten nicht nur für die Schüler, sondern auch die Lehrmeister bereiteten sich in gleicher Weise vor. Doch dies war alles nur Theorie, und alle wollten sehen, wie das in der Praxis aussieht.

Also nahmen die Meister sich vor, reale Testsituationen zu erzeugen. Würden die Testpersonen miasmatisch werden, stellt sich die große Frage: Laufen wir nicht alle Gefahr, zu tief hineingezogen zu werden? Nein, denn es sollte ein kontrolliertes Experiment sein. Alle sollten geschützt sein, und über eine bestimmte Grenze würde es nicht gehen, versprach der Meister.

Die praktische Übung

So fingen die praktischen Erfahrungen mit den Miasmen an. Zum Beispiel bekam eine Gruppe die Aufgabe, eine Wanderung zu einem Bauernhof zu machen. Sie durften jederzeit aufbrechen. Am Bauernhof würde ihnen der ganze Tag zur Verfügung stehen. Sie müssten jedoch bei Anbruch der Dunkelheit wieder zurück sein. Der Bauer würde ihnen ein Päckchen geben, das sie unbedingt sicher zurückbringen müssten. Einen Tag vor dem Experiment wurden sie miasmatisch (energetisch) geimpft. Als letztes bekamen sie den entscheidenden Hinweis für den Tag: „Jede Entscheidung muss abgewogen werden. Das Ziel bestimmt die Prioritäten."

Die Gruppe brach frühmorgens auf, und nach ein paar Stunden meist steilen Weges kamen sie zu einer Anhöhe, von der aus es hinunter zum Bauernhof ging. Nun gab es zwei Möglichkeiten: einen schwierigen Abstieg, an einem Gebirgsbach entlang durch eine Schlucht oder den normalen, aber längeren Weg. Da sie noch genug Zeit hatten und sich nach den offenen Wiesen und der Morgensonne sehnten, entschied die Gruppe sich, den längeren Weg zu gehen.

Der Aufenthalt auf dem Bauernhof war schön, der Tag herrlich, und der Nachmittag zog sich bei Kaffee und Kuchen in die Länge.

LYSSINUS

Auf einmal bemerkte der Führer der Gruppe, wie weit die Sonne am Himmel schon vorangekommen war. Schnell sprang er auf und erklärte etwas hastig:
„Wenn wir unserer Aufgabe gerecht werden wollen, dann sollten wir schleunigst aufbrechen!" Höflich, aber ohne lange Reden bedankte er sich bei der Bauernfamilie für ihre Gastfreundlichkeit und bat um das Päckchen für seinen Lehrer. In der Eile nahm er sich nicht die Zeit, um es in seinem Rucksack zu verstauen. Dann verabschiedeten sie sich und lenkten ihre Schritte nach Hause. Bald waren sie an der Stelle, wo sich der lange und der kurze Weg teilten. Der Führer schaute zum Himmel auf; in der Ferne bildeten sich Wolken, und die Sonne stand schon tief.

Er schenkte den Wolken wenig Aufmerksamkeit und entschied sich, den kurzen, aber mit Gefahr verbundenen Weg durch die Schlucht zu nehmen.

Die Gruppe hatte gerade ein Drittel der Schlucht bewältigt, als sich auf einmal die Wolken über den Berggipfeln ganz schnell zusammenzogen und ein Wolkenbruch auf sie herunterprasselte. Allen war die Gefahr bewußt, die ihnen von dem anschwellenden Gebirgsbach drohte, aber die glatten Felswände ließen keine Fluchtmöglichkeit zu. „Schnell weiter!" schrien alle und liefen in aller Eile weiter in die enge Schlucht hinein. Sie konnten das Tosen des Wassers schon hören. Als sie eilig um eine Kurve bogen, bot sich ihnen ein zwar schwerer, aber nicht unmöglicher Aufstieg. Sie kletterten in letzter Minute die steilen Felswände hoch, als das Wasser schon unter ihnen vorbeischoss. Der Führer, das Päckchen fest zwischen die Zähne geklemmt, erreichte die sichere Höhe als erster und half den anderen Kameraden hoch. Erst oben bemerkten sie, dass einer aus der Gruppe fehlte. Schockiert standen sie erst da, dann suchten sie überall, aber es war keine Spur mehr von dem Vermissten zu finden, also blieb ihnen nichts anderes übrig, als schweren Herzens ihren Weg nach Hause fortzusetzen.

Es war schon dunkel, als sie das Gebäude, in dem sie trainiert wurden, erreichten. „Ihr habt die Zeit überzogen!" begrüßte sie der Lehrmeister.
Da packte der Zorn den Führer der Gruppe. „Um Gottes willen", schrie er, „was seid Ihr herzlos! Nach dem tragischen Tod eines Kameraden von uns empfangt Ihr uns so!" Der Lehrmeister drehte sich zu seinem Helfer um und sagte ruhig: „Nimm sie mit. Laß sie sich sauber machen, essen und ausruhen. Wir werden morgen reden."

Die große Lüge

Am nächsten Morgen setzten sich der Lehrmeister und der Führer der Gruppe zusammen. „Erzählt mir alles", bat der Lehrmeister. Der Führer beschrieb kurz die Zeit bis zum Bauernhof, wie schön es war, wie wohl sie sich fühlten: der herrliche Tag, die wunderbare Landschaft, der Duft der reinen Natur, ihre Entscheidung, den längeren Weg zu nehmen, der liebevolle Empfang bei dem Bauern und seiner Frau.
Wie sie die Ruhe und den Frieden genossen hatten. Als er den Teil der Geschichte erreichte, wurde er sehr aufgeregt.

LYSSINUS

„Man kann sich gar nichts richtig gönnen. Was für eine blöde Welt. Ich habe keine Lust mehr, hier zu sein", beklagte sich der Führer.
„Erzählt weiter", forderte der Lehrmeister ihn ruhig auf. Seine ganze Aufmerksamkeit schenkte er dem Führer der Gruppe, so dass dieser trotz vieler verschiedener Emotionen gut weitererzählen konnte.
„Ja, danach war alles in Aufruhr. Wir wollten so schnell wie möglich vorankommen, doch die Gemeinsamkeit fehlte plötzlich. Der Abschied war auch zu abrupt gewesen, um den schönen Tag richtig abzuschließen und alles Erlebte im Herzen zu integrieren. Dann legten wir eilig los. Die Wolken wollte ich gar nicht wahrhaben, also ignorierte ich sie, obwohl ich innerlich nicht sehr glücklich über die Entscheidung war. Wir hatten ja die Aufforderung, vor Dunkelheit zurückzusein. Also eilten wir die Schlucht hinauf. Als der Wolkenbruch kam, war ich so wütend, dass ich Gott hätte anschreien können. Wir hatten Glück, dass wir gerade rechtzeitig einen Platz gefunden hatten, an dem wir hoch konnten. Für Ion, der vermutlich im reissenden Bach ertrunken ist, kann man leider nicht von Glück reden."
Seine Stimme brach unvermittelt vor Trauer, vermischt mit Hilflosigkeit und Wut.
„Und dann der Empfang von Euch", stieß er hervor, „der hat uns den Rest gegeben", endete er trotzig und herausfordernd.
„Na ja, der Empfang war wirklich nicht so gut", gab der Lehrmeister zu. Sein Herz spürte das Leid des anderen und ging die ganze Zeit mit. „Aber was stört dich so an seinem Tod?"
„Es ist doch schrecklich. Ich habe ihn durch meine Unaufmerksamkeit, durch meine Selbstsucht zu verantworten."

„So schlimm ist das wohl gar nicht. Das Sterben gehört auch mit zum Leben."

„Ihr seid so kalt, ist Euch alles egal? Habt Ihr keine Gefühle? Empfindet Ihr nichts im Herzen für Eure Freunde?"

„Genau deshalb lassen wir den anderen gehen."

„Seit wann hilft uns Philosophie gegen unseren Schmerz?"

„Nun, das tut sie auch nicht, außer wenn sie eine Wahrheit trifft und wir diese Wahrheit akzeptieren können. Kannst du deinem Freund sein Sterben verzeihen?"

„Was redet Ihr da?"

„Er hat sich doch entschieden, seine Freunde zu verlassen. Er hat sich für euch alle geopfert."

„Nun reicht es mir aber!"

„Schau mal, wäre trotzdem alles gut gegangen, dann hättet ihr gejubelt. Wir haben es geschafft, wäre die direkte Reaktion gewesen. Und über euren Sieg wäret ihr stolz gewesen. Das Gefühl der Unbesiegbarkeit hätte die Ursache des Geschehens einfach weggeweht. Der Schock zwingt euch, es überhaupt anzuschauen."

„Ach je! Muss das Leben so ungerecht sein. Was sage ich seiner Frau und seinen Kindern? Wie kann ich ihnen in die Augen schauen?"

„Du tust es in ähnlicher Weise, schau alle Zusammenhänge genau mit ihnen an, um der großen Wahrheit willen."

„Nein, nein!" weinte der Führer der Gruppe.

„Kannst du dir selber verzeihen?" fragt der Lehrmeister liebevoll.

„Ach, das wird aber nichts an dem Geschehen ändern!"

„Richtig, aber dann trägst du die Lüge nicht mehr."

„Welche Lüge?"

LYSSINUS

„Die große Lüge, dass man eine Verantwortung hätte, die in den freien Willen des anderen eingreifen könnte. Auch Gott mischt sich nicht ein."
„Nun, wenn das wahr wäre, dann hätten wir nur Chaos auf unserer Erde."
„Dann auch im Himmel", schmunzelte der Lehrmeister, „denn dort gibt es ihn auch, den freien Willen. Nein, es sind die Miasmen, die das Chaos verursachen und verbreiten. Versuche erst, Ion zu verzeihen. Empfinde die Liebe für ihn in deinem Herzen, und dann sprich direkt zu seinem Herzen. Stell dir vor, ihn lebend vor dir zu haben."
Der Führer folgte dem Lehrmeister, fing an, sich zu entspannen, und seine Atmung wurde tiefer. Nach einer Weile öffnete er die Augen und schien sich versöhnt zu haben. Aber er war trotzdem nicht ganz zufrieden.
„Was stört dich noch?" fragte ihn der Lehrmeister.
„Ich sehe jetzt alles anders. Meine Liebe für ihn ist da, und es tut nicht mehr weh. Aber ich sehe mich jetzt deutlich als der Egoistische, Selbstsüchtige, der nur für sich selbst gelebt hat."
„Nun, deswegen brauchst du dich nicht zu quälen, und wenn du damit nicht aufhörst, wirst du dich unnötig opfern. Es stimmt alles. Das sind die Tatsachen, und du siehst klar die Konsequenzen davon. Wenn du also damit aufhören willst, musst du erst dir selber verzeihen, dir voll und ganz vergeben. Du sollst dich selbst anschauen, wie du dich gesehen hast und es genau so angehen."
Nachdem der Führer das alles getan hatte, fühlte er sich noch immer nicht recht wohl, obwohl es ihm schon viel besser ging.

„Irgend etwas fehlt immer noch", sagte er.

„Das ist richtig. Du musst noch Ion um Vergebung bitten!"

Als auch das getan war, strahlte der Führer: „Jetzt bin ich geheilt!"

„Eine kleine Sache bleibt noch zu tun", bremste ihn der Lehrmeister. „Du musst auch Gott um Vergebung bitten. Dann bist du richtig heil."

Damit war der erste Teil der praktischen Lektion beendet: ein kleiner Einblick in die Kunst, den Weg aus den Miasmen herauszufinden. In dem Moment klopfte es an der Tür, und Ion kam herein. Das Staunen auf dem Gesicht des Führers war unbeschreiblich. Freude ersetzte die erste Emotion, er sprang auf und umarmte Ion mit fast unkontrolliertem Lachen. Er drehte sich um, und der Lehrmeister winkte ihn lächelnd zu sich und bat ihn, sich hinzusetzen.

„Ein Test muss absolut real verlaufen, sonst kommen die Einwirkungen der Miasmen und der damit verbundenen Emotionen nicht zustande. Wir hatten das Ganze sehr gut geplant und waren auf alle Eventualitäten vorbereitet", erklärte er.

„Nun kommen wir zum zweiten Teil des praktischen Tests, wie eine Handlung zur nächsten geführt hat. Auf dem Bauernhof wart ihr alle von dem schönen Tag so berauscht, dass das Vergnügen überhand nahm. Wenn jemand Verantwortung übernimmt, dann tritt in dem Moment das Vergnügen an die zweite Stelle. Entweder hat es keinen Platz, während die verantwortungsvolle Aufgabe ausgeführt wird, oder es kann in den Pausen stattfinden. In dem Moment, wo

wir dies vergessen, hat uns das Miasma im Griff. Obwohl Gott uns jeden Tag acht Stunden und einen ganzen Tag in der Woche Vergnügen gönnt, wirst du dies auf Grund der Natur deines Dienstes kaum in Anspruch nehmen wollen.
Aber es ist passiert! Jetzt sollte der ruhige Geist die Kontrolle übernehmen. Eile mit Weile! Sonst kommt der nächste Ausrutscher und zerstreut unser Denkvermögen. Es wird nicht umsonst empfohlen, man sollte erst einmal bis zehn zählen, bevor man voreilig handelt!

Zielgerichtet vorwärts schreiten

Die Entscheidung, den Weg über die Klamm zu nehmen, kam aus dem schlechten Gewissen und der Eile. Das schlechte Gewissen ist ein sehr effektiver Trick der Miasmen, um uns in ihrem Bann zu halten. Wenn einer sagt, er habe ein schlechtes Gewissen, etwas zu tun oder getan zu haben, hat er sich in Wirklichkeit vorgenommen, diese Handlungsweise nicht aufzugeben.

Jetzt kommen wir zu dem Nichtwahrnehmen der Wolken. Es ging darum, jede Entscheidung abzuwägen und die Prioritäten zu beachten. Du hattest dir das Ziel gesetzt, vor der Dunkelheit zurückzukommen. Als Führer ist es deine Verantwortung und dein Ziel, die Aufgabe so durchzuführen, dass keiner zu Schaden kommt. Das ist die Priorität.
Selbstverständlich gibt es immer Unvorhergesehenes und Risiken. Aber in eurem Fall war das Risiko nicht versteckt, sondern offen-

sichtlich. Und dann passierte es, und ihr kamt zur nächsten Einprägung des Miasmas. Ihr hättet es vermeiden können. Aber „hätte" ist das Lieblingswort von einem, der das Ziel nicht fest vor Augen halten kann. Mit „hätte" wühlt einer im Geschehenen, kreist darin herum. Der zielgerichtete Mensch schaut alles genau an, bringt dort Ordnung hinein, wo sich etwas verwirrt hat, lernt seine Lektion und geht ohne Belastung weiter.

Nun zum letzten Teil der Lektion. All diese Schwächen, die sich gezeigt haben, müssen durch göttliche Eigenschaften ersetzt werden. Wir fangen mit einer an: der Disziplin, sich auf eine Sache zu konzentrieren. Immer wenn du in einer Situation bist, die droht, dich aus der Ruhe zu bringen, verankere dich noch tiefer in deinem Herzen. Dies bedarf der größten Disziplin. „Du handelst nicht, bis du deutlich die Stimme deines Herzens hörst. Immer wach sein, das große Ziel stets vor Augen!"

Damit reichte der Meister seinem Schüler das Päckchen. Darin war ein Geschenk, das er wahrlich verdient hatte. Er machte es mit klopfendem Herzen auf, und sein Atem stockte vor der Schönheit des Amuletts. Es war ein wunderschöner Amethyst, eingelegt in Gold mit den Worten:

„Das Erbarmen Gottes ist das Tor zur Freiheit"

So ging das Training voran, bis die ausgesuchten Schüler die verschiedensten Situationen durchgemacht hatten und sich mit dem

Wesen der Miasmen sowie all ihren unzähligen Verzweigungen vertraut gemacht hatten. Sie lernten es, für jede Situation die entsprechende Lektion anzuwenden und den entsprechenden Heilungsweg einzuschlagen.

Sie waren also theoretisch sehr gut vorbereitet, aber das Leben meistert man auf Feld und Wiese, und keiner hatte eine Ahnung von der unglaublichen Verführungskraft der Miasmen. Vor allem auf der Ebene der Gefühle ist die Menschheit miteinander wie in einem Netz verbunden. Die Gefühlswelt bildet eine Einheit, obwohl sich jeder willentlich vor einem Einfluss, der ihm nicht gefällt, bewahren kann. Die meisten Menschen erkennen das nicht, da das Energieniveau dieser Einflüsse sehr hoch und sehr subtil ist, oft handelt es sich nur um geringfügige Verschiebungen. Nur wer sich im Leben speziell dafür trainiert hat, kann diese minimale Veränderung wahrnehmen und sofort auf sie reagieren. Sonst braucht man einen besonderen Schutz.

Die unglaubliche Verführungskraft der Miasmen

Mit der Ankunft der Psora begann der Kampf zwischen dem Licht und der Dunkelheit, den miasmatischen Kräften. Die lichten Welten entgegneten mit der verstärkten Ausstrahlung des Göttlichen, im Falle der Psora mit der Ausstrahlung des göttlichen Willens. Das Göttliche, wenn der Mensch es rein hält, wird wie nichts ohnegleichen vom Herzen aufgenommen, und nichts Krankhaftes kann es aus dem Gleichgewicht bringen. Ein echtes Herzenswort hebt unseren Geist sofort voller Hoffnung und Freude in die Höhe. Jedoch muss der Mensch auch lernen, seinen Geist auf dieser Höhe zu halten. Bis dies ein automatischer Prozess wird, braucht es für jeden unterschiedlich viel Mühe und Zeit.

Bald aber breitete sich das Miasma schneller aus, und die Gegenseite, die lichten Welten, konnten nicht mehr Schritt halten. Der Grund dafür lag an folgender Tatsache: Aus der ersten freiwilligen Begegnung mit einem Miasma kann der Mensch leicht herauskommen. Geht man unvorbereitet in die zweite, tiefere Begegnung, wird es schwieriger. Nach dem dritten, noch tieferen Zusammentreffen kommt der Mensch aus eigener Kraft nicht mehr heraus; jetzt bedarf es spezieller Techniken. Noch ist der Kampf nicht verloren, obwohl auch die Sykose schon aktiv geworden ist. Jedoch hat der Mensch es mit mehr als einem Miasma zu tun, die auch anfangen, sich miteinander zu verbünden. Wird man also mit einem Miasma gerade zurecht kommen, steht das nächste schon bereit, wobei jedes Miasma viele Gestalten hat. Aber mit dem Fortschreiten der Miasmen wird auch die Gnade Gottes immer größer, dadurch wird es nun bei jedem nächsten Miasmas, das hinzu kommt, in dieser Hinsicht einfacher. Die Syphilis ist einfacher als die Sykose und die Ambrosis noch einfacher als die Carcinose zu besiegen. Aber gleichzeitig beginnen die Miasmen ihre eigene Intelligenz immer mehr zu entwickeln. Je mehr der Mensch mit etwas (in unserem Fall mit dem Besuch des Bauernhofes) beschäftigt ist, umso mehr lernt er es kennen. Genauso lernen die Miasmen mit jeder Begegnung dazu.

LYSSINUS

Dies war aber bei unserer Geschichte nicht das eigentliche Problem. Der Meister hat das grundsätzliche Wissen und die Erfahrung, um sofort innovative Lösungen zu finden. Die höchste Anforderung für die Eingeweihten bestand darin, keine persönliche Involvierung zuzulassen und alles, was auf sie zukam, sofort und vollständig zu verzeihen. Dies hatte die Gruppe auch gemacht. Aber durch die „Sechsfach-Miasmenimpfung" waren alle Miasmen aktiv in den Kampf getreten und hatten begonnen, das Persönliche anzugreifen und es zu zerstören, all das, was der lichtvollen Seite lieb war. Jetzt wurden die Proteste laut, und mancher Schüler wollte sich sofort in den Kampf stürzen. Mit geduldigen Erklärungen jedoch konnten die Lehrmeister sie zunächst davon abhalten.

„Es sind doch die Miasmen. Seht den Menschen nicht als schlecht an. Er ist krank, und das alles ist nur eine Auswirkung der Miasmen. Erst wenn sie unpersönlich involvieren können, haben sie wirklich gewonnen. Bleibt ganz unpersönlich!"

Der Verstoß gegen das Erbarmen

Als letztes gingen die Angriffe der miasmatisch verhafteten Menschen auf die Geliebten über und waren, wie es die Art der Miasmen ist, „total sinnlos". Erst diese Angriffe aktivierten das siebte Miasma. Aber es wäre alles nicht verloren, hätte...

Eine neue Grammatik entstand somit, der Konjunktiv. Verrückt vor Trauer drehten einige Kämpfer durch. In diesem Zustand war kein

Verständnis mehr für die Lehre vorhanden. Die Lehrmeister reagierten jetzt und warfen die Betreffenden hinaus. Aber das brachte keine Befriedigung.

Wie wir wissen, ist Rache nicht süß, sondern sie macht einen leer. Die armen Seelen, vertieft in ihre Rachsucht, fingen etwas an, was die Menschen endgültig in den Bann der Miasmen hineinzog – der Verstoß gegen das Erbarmen. Der Verstoß gegen das Erbarmen war der siebte und letzte Verstoß und damit schloss sich der Kreis.

Portia:
„Erbarmen waltet über dem Sog der Macht,
und ist in die Herzen der Könige eingehaucht (eingebracht).
Es ist eine Eigenschaft, die göttlich macht.
Und die irdische Macht wird ähnlich,
wenn Erbarmen die göttlichen Gerechtigkeit versüßt."

„Mercy is above this sceptered sway,
It is enthroned in the hearts of Kings,
It is an attribute to God himself;
And earthly power doth then show likest God's
When Mercy seasons justice."

Shakespeare: The Merchant of Venice, IV.1.193

LYSSINUS

Praktische Anleitung zur Umwandlung von Lyssinus

Violett, die Farbe des Erbarmens

Die violette Farbe hilft uns, jugendliche Freiheit und Vitalität zu erlangen bzw. zu erhalten. Wenn wir alte Belastungen nicht loslassen können, ist keine Erneuerung möglich. Wir können den neuen Weg nicht richtig oder gar nicht gehen. Auch für das Tagtägliche brauchen wir immer neue Kräfte. Heilung ist erst dann möglich, wenn das Alte aus dem Weg geräumt wird. „Wäre es doch anders gewesen!" „Ich habe es schlecht gemacht, jetzt gibt es keine Hilfe mehr für mich."

Gegen solche und ähnliche Gedanken hilft die violette Farbe. Wenn man die Sonne gern hat, kann man sich zum Beispiel ein Sonnenbad unter einer violetten Sonne vorstellen. Man beendet es, wenn man sich wieder wie neu fühlt.

Musik, die das Erbarmen in uns intensiviert

GUSTAV MAHLER

Die Musik von Gustav Mahler bewegt unser Herz dazu, das Alte loszulassen. Ein neuer Horizont breitet sich vor uns aus. Unser Herz erwacht in Freude und geht auf die Herrlichkeit zu, die sich vor uns auftut.

STRAUSS

Die Musik der Familie Strauß, ob vom Vater Johann oder den Söhnen Johann und Josef, ruft in unserem Herzen das Erkennen unserer göttlichen Herkunft wach. Dies weckt in uns die Kraft, Gott um sein Erbarmen zu bitten und in seiner Gegenwart zu leben.

Orsino: „Wie klingt diese Musik in deinem Ohr?"
Viola: „Sie schwingt mit dem Herzen gleich, wo die Liebe waltet!"

Orsino: „How dost thou like this tune?"
Viola: „It gives a very echo to the seat where Love is throned."

Shakespeare: The Twelfth Night, II.4.20f.

DIE ÜBUNG ZUR UMWANDLUNG VON LYSSINUS

Der beste Tag zur Umwandlung von Lyssinus ist der **Samstag** oder **Sonnabend**, denn der Sonnabend ist von Gott als der letzte Tag der Woche vorgesehen und dient der Vorbereitung auf die kommende Woche, damit wir bereit sind, uns für den Willen Gottes einzusetzen.

Richten Sie zuerst Ihre Aufmerksamkeit vollständig auf Gott.

1. Stellen Sie sich die Grundfarbe der göttlichen Eigenschaft des Erbarmens als eine wunderschöne **violette** Flamme von drei Metern Durchmesser vor, die von unten auf Sie einstrahlt, sich um Sie herum ausbreitet und drei Meter nach oben reicht. In Ihrem Herzen empfinden Sie eine große Liebe für diese Flamme.

2. Jetzt stellen Sie sich einen strahlenden **weiße** Ball vor, der sich aus der Mitte Ihres Herzens ausbreitet, bis er einen Durchmesser von drei Metern hat.

3. Als letztes stellen Sie sich eine leuchtende **grüne** Kugel im Kopf vor. Sie breitet sich von der Mitte des Kopfes drei Meter im Durchmesser aus.

Sie können jetzt die Wirkung im Herzen erleben oder aktiv das Scheitelchakra mit dem Herzen verbinden. Für manche ist es vielleicht ratsamer, erst nur die Herzensübung zu machen. Wenn Sie sich aktiv beteiligen möchten, dann stellen Sie sich eine strahlend weiße Fläche auf dem Scheitel vor.

Jetzt lassen Sie sich den Aspekt des Miasmas von Lyssinus von Ihrem göttlichen Selbst zeigen, der für Sie gerade aktuell ist. Im weiteren Verlauf kann sich die Fläche zu all dem verändern, was gerade für Sie ansteht. Bleiben Sie fest in Ihrem Herzen verankert. Wenn Sie Hilfe brauchen, dann rufen Sie innerlich danach. Geben Sie sich voll in die Hände Gottes, dann sind Sie geschützt und werden geführt. Entweder legen Sie eine Zeit von ca. 15 Minuten für die Übung fest oder Sie lassen sich ganz und gar führen. Am Ende der Übung atmen Sie dreimal tief durch, strecken sich, wenn Sie sich danach fühlen, bis Sie wieder voll mit Ihrem Bewusstsein da sind und sich richtig geerdet fühlen.

Jetzt machen Sie die Anrufungen, um die Verankerung der göttlichen Eigenschaft des Erbarmens in sich zu besiegeln. Wiederholen Sie jede Anrufung dreimal laut, klar, zügig und intensiv von ganzem Herzen.

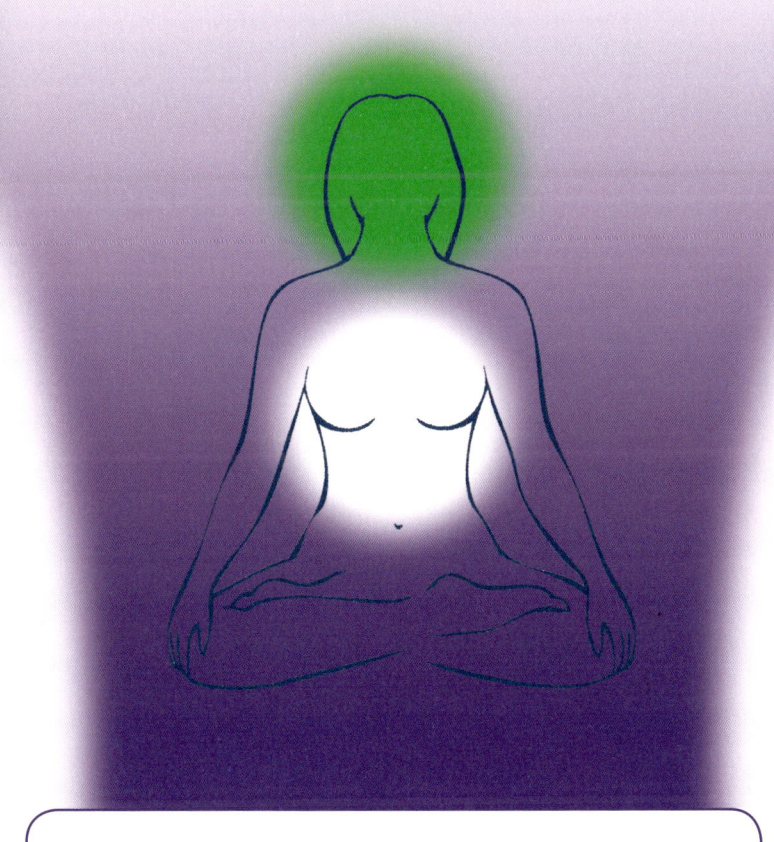

Die Anrufungen für Lyssinus

1. *Ich lasse alle meine Verurteilungen los.*
2. *Ich lasse all meine Verzweiflung los.*
3. *Ich bin Vergebung und Reue.*

SCHLUSSWORT

Es war einmal...

...so beginnen schöne Erinnerungen, die wir haben und wonach wir uns sehnen. Wir ahnen jedoch bereits, dass wir sie nicht wirklich wieder erlangen können. Ob es Erinnerungen aus der Kindheit oder Geschichten von viel früher sind – sie kommen uns in den Sinn und haben doch keine Wirklichkeit. Vielen Menschen sind durch die Auswirkungen der Miasmen anderer Menschen jegliche Hoffnung oder schöne Erinnerungen genommen worden. Viele hoffen auf die Erlösung nach dem Tod. Das Glück ist aber nicht irgend etwas, das in vager Zukunft ein Teil von uns werden kann, sondern entweder in dem Moment da oder nicht. Heutzutage wird uns auch oft sofortiges Glück versprochen, das Fundament jedoch ist wie auf Treibsand gesetzt.

Glück muss man sich erarbeiten. Die moderne Zeit bietet Schnellkurse zum Glück und zu allem anderen auch. Heute ist der Begriff „Meister" sehr verwässert. Die heutige Zeit will alles einfach machen, ohne sich die Zeit zu nehmen und Mühe zu geben. Sicher ist es heute viel einfacher geworden, aber das bedeutet nicht, dass die Tiefe keinen Platz mehr im Leben hat.

Das ist das neue Spiel der Miasmen. Die Miasmen, die heute besonders herrschen, vor allem im seelischen und geistigen Bereich, sind die letzten zwei - Ambrosis und Lyssinus.
Das Glück stehlen uns die Miasmen, die jeder selber kreiert hat. Erst wenn wir alle Seiten der Miasmen kennenlernen, und sie unab-

SCHLUSSWORT

lässig ins Göttliche umwandeln, fangen wir an zu verstehen, was das wirkliche Glück sein könnte. Nicht das, was verschwindet, sondern das, was Bestand hat.

Als der Schüler den Meister beim Miasma Lyssinus fragte: „Wie kann ich die Glückseligkeit erlangen?" fragte der Meister mit einer Gegenfrage den Schüler, wie er sich heute Morgen beim Sonnenaufgang gefühlt hatte. Der Schüler antwortete, dass es ein unbeschreibliches Gefühl von Glück war, das aber nun weg sei, und nur noch ein Hauch der Erinnerung daran übrig ist.

Finde heraus, lehrte ihn der Meister, was dir das Glück genommen hat, dann wirst du die Glückseligkeit erlangen!

Die Miasmen haben viele Seiten, und es ist ein unendliches Spiel der Täuschung. Krishna sagte einmal zu einem seiner Schüler, „Wisse, dass aus Tausend, die ernsthaft Gott suchen, nur einer ihn findet." Heute ist diese Seltenheit durch die Gnade Gottes nicht mehr der Fall. Trotzdem ist es nicht einfach, ihn zu finden. Wie Jesus Christus schon verkündete: Es gibt keinen Kompromiss. Nur derjenige, der kompromisslos die Miasmen angeht und jede Täuschung durchschaut, kommt voran. Der Sieg ist jenem sicher, der unbeirrt daran glaubt, dass nur die Wirkung der Miasmen einen Menschen krank machen, die Einwirkung Gottes jedoch nur Heil bringt. Wenn man absolut Vertrauen in die Güte Gottes hat, hat man den Kampf gegen die Miasmen bereits gewonnen.

Es besteht heute ein Trend, große Meister wie Jesus Christus dem Menschen gleich zu setzen. Menschen, die großartiges geleistet ha-

SCHLUSSWORT

ben. Der Mensch in Knechtschaft der Miasmen kann nichts Echtes, Großartiges leisten. Nur wenn andere Kräfte durch ihn wirken, ist dies möglich. Er muss sich aber für die Einwirkung der göttlichen Kräfte auch göttlich verhalten. Die göttlichen Energien in der hohen Schwingung können nur durch göttliche Nervenbahnen fließen. Jeder, der versucht in Gottes Namen zu leben, baut je nach Einsatz die göttlichen Energiebahnen in sich auf und erfährt so Heil.

In den kommenden Jahren habe ich vor, über jedes Miasma ein Büchlein zu schreiben, in welchen die vielen Aspekte der Miasmen mit lebensnahen Beispielen aus der Praxis dargestellt werden.

Das Schlusswort beende ich in voller Hoffnung, dass jeder von Ihnen die Meisterschaft erlangt, die ihm zusteht. Viel Glück!

Ihr Ravi Roy

TEST ZUR SELBSTERKENNTNIS

So finde ich mein Miasma/meine Miasmen
Erkennen Sie sich selbst im nachfolgenden Test
– Hilfe zur Selbsthilfe

Ps = Psora; **Sk** = Sykose; **Sy** = Syphilis; **Tu** = Tuberculose;
Ca = Carcinose; **Am** = Ambrosis; **Ly** = Lyssinus

Kreisen Sie alle auf Sie persönlich zutreffenden Eigenschaften ein und finden Sie so das Miasma/die Miasmen, die derzeit bei Ihnen aktiv sind. *Nach Anregung von E. Schmoll*

Lebenseinstellung

Es gibt ein paar gute Menschen, doch
die übrige Menschheit ist egoistisch..**Ps**
Nur was ich erfahre und akzeptiere ist meins!..............................**Tu**
Eine gesunde Prise Zynismus hat
noch niemandem geschadet..**Sk**
Mich für alles zu revanchieren, was ich bekomme,
finde ich nicht gut. ....**Sy**
Dogmen kann ich nicht tolerieren, sie schränken
meine Freiheit ein, so zu leben wie ich will....................................**Tu**
Für mich kommt eine „selbstsüchtige"
Einstellung nicht in Frage. ....**Ca**
Das Leben ist zum Genießen da. ....**Sk**
Jeder ist auf sich selbst gestellt. ....**Am**
Ich möchte, dass Hilfsbedürftige ein gutes
Leben führen, dabei unterstütze ich sie gerne................................**Ca**

TEST ZUR SELBSTERKENNTNIS

Soziale Kontakte

Wer Benimmregeln braucht, ist lediglich unfähig,
sich in die Gesellschaft zu integrieren..**Tu**
Meine Bemühungen für die anderen haben nicht
funktioniert, die Menschen sind nicht zu retten. ....**Ly**
Nach Plan vorzugehen schränkt die Individualität
und Kreativität ein. ....**Tu**
Ich bin wie ein Wegweiser für andere. ....**Tu**
Es fällt mir schwer, mit meinen Mitmenschen
warm zu werden. Soziale Kontakte aufzunehmen,
ist nicht meine Stärke. ....**Sy**
Kleine Schummeleien und Beschönungen merkt
doch keiner, Hauptsache die anderen fühlen sich wohl..............**Sk**
Meine sozialen Kontakte habe ich weitgehend
eingeschränkt, am liebsten würde ich mich als
Einsiedler irgendwohin zurückziehen..**Ps**
Bevor die anderen sich auf meine Kosten vergnügen,
nehme ich mir lieber eine Auszeit. (Ihr könnt mich mal!)..........**Tu**
Ich finde es schön, wenn Menschen an meinem
Wissen interessiert sind. ....**Ca**
Ich finde immer ein Haar in der Suppe. ....**Tu**
Andere bestätigen mir meine Gewandtheit beim
Erzählen von Lebensgeschichten. Alle sind amüsiert.................**Sk**
Komisch, andere Menschen suchen selten den
Kontakt zu mir, sie fühlen sich evtl. unterlegen. ....**Am**
Man sollte stets unpersönlich sein. Ich gehe lieber auf
Distanz und pflege keine herzlichen Kontakte. ....**Ly**

TEST ZUR SELBSTERKENNTNIS

Rache ist süß!..**Ly**
Die ständigen Störungen durch andere machen
es so schwierig, voran zu kommen. ....**Tu**
Unverbindliche und oberflächliche Kontakte sind
meine Stärke, intensivere Kontakte mit Verpflichtungen
bereiten mir Unbehagen. ....**Sk**
Die Schwäche der anderen raubt mir meine ganze Energie........**Tu**
In meiner Welt gibt es keinen Schmerz, ich weiss mir
immer zu helfen. ....**Am**
Ich kann vielen helfen, doch sie müssen sich
an die Regeln halten, da verstehe ich keinen Spaß. ....**Tu**
Denen, die mir bedingungslos folgen und mir
alles geben, verspreche ich Wohlstand und Sicherheit.................**Sy**
Für Kontakte zu anderen ist wenig Raum, ich bin mit
mir ausgelastet. ....**Am**
Wenn etwas für mich selbst herausspringt, ist es
doch legitim mich einzuschmeicheln, obwohl ich
den anderen nicht mag..**Sk**
Ich philosophiere und diskutiere gern stundenlang
mit meinen Freunden. ....**Ps**

Familie

Ich bin enttäuscht von der Welt, die Familie
ist mir jetzt wichtiger..**Tu**
Auf meine Familie lass ich nichts kommen,
ihnen soll es an nichts fehlen...**Tu**

TEST ZUR SELBSTERKENNTNIS

Meine schützende Hand halte ich stets über
meine (kleinen) Schwestern und Brüder. ....**Ca**
Ich kann die Wünsche meiner Nächsten von
den Augen ablesen, sie brauchen nur daran
zu denken, schon bemühe ich mich um Erfüllung. ....**Tu**
Bei mir fühlen sich alle wohl, es ist immer wie
in einer großen Familie. ....**Sk**
Meine Eltern erwarten immer strikten Gehorsam
gegenüber den ungeschriebenen Gesetzen und
Familienbräuchen und Regeln. ....**Sk**
Ich hole mir immer von der Mutter die Kraft,
auf eigenen Beinen zu stehen. ....**Am**
Die Familie muss streng geführt werden; erst gehorchen,
dann Freiheit..**Ca**
Es wurde in der Familie alles unternommen, um
Geheimnisse zu wahren. ....**Sk**

Arbeit

Wenn die Beschäftigung am schönsten ist, kann ich
diese (für alle) ohne Unzufriedenheit und Tränen beenden. ......**Tu**
Wenn Erfolg/Geschäft winkt, bin ich sehr
charmant/aufmerksam..**Sk**
Auf meinem Gebiet bin ich spitze, da kann mir
keiner das Wasser reichen...**Am**
Wenn zu viele Sachen auf mich einprasseln, neige ich
zu Flatterhaftigkeit..**Sy**

TEST ZUR SELBSTERKENNTNIS

Ich liebe es, alles zu einem Thema zu wissen,
da kenne ich keine Pause. .... **Am**
Wenn ich innehalte/pausiere, könnte ich etwas
Wichtiges verpassen. .... **Tu**
Eine Erschöpfung geistiger Art verfliegt sofort,
wenn ich Ablenkung finde. .... **Ps**
Bei meiner Arbeit brauche ich kaum Pausen.
Unerschöpfliche Energien stehen mir zur Verfügung. .... **Sy**
Es ist viel spannender, eine neue Aufgabe zu beginnen
als den Krümelkram zu erledigen. .... **Sk**
Wenn ich meine gewohnte Umgebung oder geliebte
Tätigkeit verlassen muß, dann soll es so sein, und ich
habe damit keine Probleme. .... **Am**
Um die Arbeit zufriedenstellend machen zu können,
muss man sehr geübt und vielseitig sein. .... **Ca**
Ich habe lange an meinem fachlichen Fundament
gebaut, da soll mir keiner in die Quere kommen. .... **Sk**
Ich scheue keine Arbeit, Kraft und Mühe, um
mein Ziel zu erreichen. .... **Sy**
Ich bleibe wach, wenn es mit Elan von Punkt zu Punkt geht.
Lange Zeit bei einer Sache zu bleiben, stehe ich kaum durch. .. **Ps**
Ich bin immer bereit, für den anderen einzuspringen. .... **Ca**
Die Arbeit des Alltags geht leicht von der Hand,
ich kann alle begeistern. .... **Tu**
Mit ein paar Pausen kann ich meine Konzentration
gut halten; wenn Zeitnot entsteht, keine Pausen möglich sind,
werde ich leicht zornig. .... **Ps**

TEST ZUR SELBSTERKENNTNIS

Ich brauche keine Gebrauchsanweisungen,
um ein neues Gerät aufzubauen. ....**Sy**
Ich gehe mit Gebrauchsanweisungen schlampig um. ....**Ps**
Expansion ist der wahre Motor zum Erfolg,
ich möchte dabei kein Risiko eingehen. ....**Sk**

Psyche, Verhaltensweise

Ich lehne erst einmal alles ab. ....**Tu**
Ich will erfolgreich sein und über den anderen stehen. ....**Am**
Ich will gleich perfekt sein. ....**Ca**
Ich bin begabt und alles geht mir leicht von der Hand,
fleißig sein liegt mir im Blut. ....**Am**
Ich kann das Alltägliche so mit Leben füllen,
dass das Gewöhnliche zum Besonderen wird. ....**Tu**
Ich bin gerne ein leuchtendes Exempel. ....**Ca**
Ich (Frau) habe ein Talent für die männlichen Künste
wie Bogenschießen, Kampfsport etc. ....**Am**
Ich kann in meiner Umgebung jegliches Gefühl in
gewünschter Intensität erzeugen. ....**Tu**
Essen und Trinken hält Leib und Seele zusammen,
aber was ich nicht kenne, esse ich nicht. ....**Sk**
Manchmal mache ich auf einen Wink hin genau
das Gegenteil von dem, was man von mir erwartet. ....**Tu**
Ich habe in der Jugend viel Zeit mit meinen
Leidenschaften verbracht. ....**Am**
Ich war immer gern bei den Großen, alle hörten mir zu
und staunten über meine Kenntnisse. ....**Am**

TEST ZUR SELBSTERKENNTNIS

Man muss manchmal mehr Worte machen,
bevor man zum Knackpunkt kommt...**Sk**
Die Schwächen des anderen erkenne ich leicht. ....**Sy**
Ich lasse mir ungern in die Karten schauen...................................**Sk**
Ich lasse meine Individualität von keiner Autorität
einschränken...**Tu**
Wer mir mein Revier streitig macht, kann etwas erleben;
da ist mir jedes Mittel recht. ....**Sk**
Reisen ist mein Leben. ....**Tu**
Meine Geheimnisse erzähle ich niemandem...................................**Sk**
Wenn ich auf dem geraden Weg nicht das bekomme,
was ich will, versuche ich es mir linksherum zu holen.................**Sy**
Es ist mir wichtig, nach dem Idealen (Wahren) zu streben.
Bedürfnisse der Seele spielen dabei keine Rolle. ....**Ca**
Um meine Ziele zu erreichen, setze ich alles,
was in meiner Macht steht ein – manchmal auch
zerstörerische Maßnahmen..**Sy**
Um mich herum sind nur Masken: wo ist das Echte?..................**Tu**
Wenn ich mich zu sehr öffne, fühle ich mich
in meiner Eigenständigkeit bedroht...**Am**
Hätte ich doch jenes unterlassen,
dann wäre ich jetzt nicht hier...**Ly**
Für Zuneigung brauche ich nichts herzugeben..............................**Sk**
Mein Herz ist wie aus Stahl - unverwundbar.................................**Sy**
Wenn ich überzeugen will, muß ich tief das Herz berühren,
mit dem Blick fesseln...**Tu**
Das Gefühl ist die wirkliche Macht..**Tu**

TEST ZUR SELBSTERKENNTNIS

Charakter

Ich kann für das Leben mit Begeisterung brennen. ....**Tu**
Ich verwickle mich niemals persönlich
in andere Angelegenheiten. ....**Ly**
Ich bemühe mich um ein Image einer stets ruhigen,
nüchternen, ernsthaften und menschenfreundlichen Person. ....**Am**
Ich reduziere meine Bedürfnisse auf ein Minimum. ....**Ca**
Erbarmen ist was für Verlierer. ....**Ly**
Ich bin zuverlässig und pünktlich wie die Deutsche Bahn. ....**Sk**
Ich bin nur für gute, edle Motive. ....**Ca**

Spiritualität

Ich bin überzeugt, dass die Zivilisation und die damit
verbundene Abwendung von der Natur, die wirkliche Ursache
der krankhaften Änderung der Menschheit ist. ....**Ps**
Ich wollte schon immer die Wahrheit finden, schon als
Kind habe ich viel gelesen. ....**Ps**
Ich soll und will niemandem absichtlich wehtun. ....**Ca**
Die Einsamkeit hält mich von Ablenkungen frei
und läßt mich zu den Quellen gelangen. ....**Ps**
Ich bin ein guter Mensch, da ich im Sinne Gottes lebe. ....**Ca**
Ich bin immer häufiger in der Natur, auch berufsmäßig,
sie verrät mir ihre Geheimnisse. ....**Tu**
Ich habe so viel für Gott getan und jetzt ist nicht mal
ein kleiner Wunsch für mich persönlich drin. ....**Ps**
Die ganze Menschheit ist so im Äußeren gefangen,
dass keine Zeit für Gott bleibt. ....**Tu**

LAGE & ROY

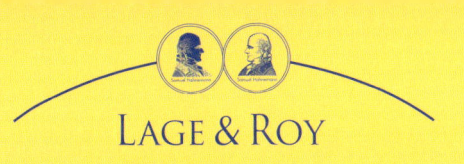

Seit 20 Jahren führender Verlag für Homöopathie

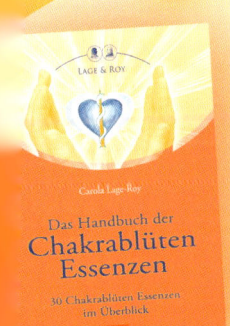

Jetzt NEU:

Handbuch der Chakrablüten Essenzen

Von Carola Lage-Roy

Darauf haben viele gewartet, endlich ist es da: das Handbuch der Chakrablüten Essenzen mit den ersten 30 Essenzen. Wirkungsweise und Anwendungsbereiche für diese 30 Essenzen werden in einem kompakten Handbuch übersichtlich und praxisorientiert dargestellt, sodass sowohl der Laie zuhause als auch der Chakrablüten-Therapeut ein Fachbuch zur Hand haben, das täglich zum Einsatz kommen kann. Eine ideale Ergänzung zum Grundlagenwerk „Die Welt der Chakrablüten Essenzen", das im vergangenen Jahr erschienen ist.
Ca. 160 Seiten

Basis-Wissen:

Die Welt der Chakrablüten Essenzen

von Carola Lage-Roy

In diesem Grundlagenwerk finden Sie eine genaue Beschreibung der ersten zwölf Chakrablüten Essenzen. Ein Muss für jede Bibliothek, wo Menschen mit Sinn für Naturheilkunde zu Hause sind!
384 Seiten

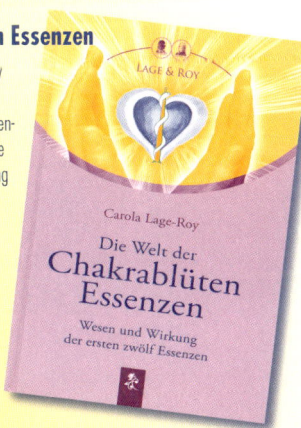

Handbuch der Chakrablüten Essenzen + Die Welt der Chakrablüten Essenzen auch im Doppelpack!

Neu im Herbst 2009:

Die Reaktionen und die LM-Potenzen von Ravi Roy

In der Homöopathie gilt die Reaktion des Organismus auf ein Mittel als ein wesentlicher Bestandteil der Behandlung. Das homöopathische Mittel und die Art der Reaktion des Organismus darauf bilden einen dynamischen Prozess, der in all seinen Varianten sehr vielfältig ist. Denn dieser Prozess bildet die Brücke über den Fluss des Verderbens, den wir als Krankheit bezeichnen, in das Land der Fülle, das wir anstreben und Gesundheit nennen. Die richtige Beurteilung der Reaktion auf ein Mittel bildet daher die Basis der homöopathischen Behandlung.
ca. 250 Seiten

HOMÖOPATHISCHER RATGEBER:

Impffolgen behandeln

Ravi Roy & Carola Lage-Roy
Die Nachfrage nach Heilungsmöglichkeiten von schweren Impffolgen und -schäden wie z.B. ADHS und Allergien wird immer prägnanter.
Jetzt auf über 100 Seiten mehr komplett überarbeitet mit neuen Arzneimittelbildern von den Nosoden der gängigen Impfungen: BCG (Tuberkulose-Impfstoff), Diphtherinum, Pertussinum, Morbillinum, Scarlatinum, Rubeolinum, DPT-Impfstoff sowie Polio und Tetanus.
Ca. 168 Seiten

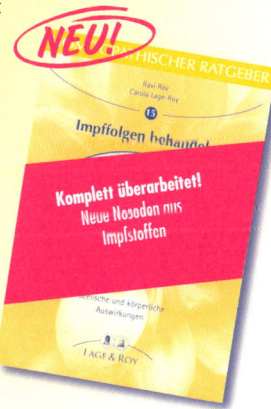

NEU! Komplett überarbeitet! Neue Nosoden aus Impfstoffen

Fragen Sie auch nach weiteren Büchern und Produkten aus unserem Verlag: www.lage-roy.de

Burgstraße 8 · D-82418 Murnau-Hagen · Tel. 08841/4455 · Fax 4298 · www.shop.lage-roy.de

RAVI ROYs ONLINE REPERTORIUM

www.roy-repertorium.de

Homöopathie online. Warum?

Das Online Repertorium ist die Grundlage Ihrer Praxis sowie der Forschung.

Sicherheit bei Ihrer Verschreibung ist heute genauso relevant wie vor 200 Jahren! Solange haben Homöopathen begeistert die Qualität der Prüfungssymptome in der Praxis bestätigt. Auf dieser soliden Basis der Pioniere bauen wir auf: diese unentbehrliche Qualität bieten wir Ihnen für Ihre homöopathische Praxis an.

Es ist eine fortwährende Arbeit, die Informationen aus den unzähligen alten Quellen zu extrahieren sowie das, was sich heute in der Praxis bewährt (was ebenso wichtig ist), ins Online Repertorium einfließen zu lassen. Hierbei werden die neuen Einträge gemäß ihrer Qualität/Wichtigkeit farbig dargestellt. Gleichzeitig werden bestehende Einträge auf ihre Stichhaltigkeit überprüft.
VON PRAKTIKERN – FÜR PRAKTIKER

Ihr Nutzen Seine außergewöhnliche Erfahrung bei Krankheitszuständen gewährt Ravi Roy die Gabe, das Wertvolle aus der Symptomsammlung herauszuholen und dessen Wichtigkeit zu bestimmen. Etliche Schätze der Homöopathie sind nur im Online Repertorium zu finden, nirgendwo sonst. Seine grundlegenden Forschungen auf dem Gebiet der Homöopathie ermöglichen Ravi Roy, das nicht bewährte, das falsch in den Repertorien eingetragene zu definieren.

Ihr Gewinn Sie verfügen über ein bestätigtes, stetig wachsendes Repertorium. Außergewöhnliche Symptome aus der Praxis Ravi Roys – bisher nur Insidern bekannt – begleiten Sie nun in Ihrer Praxis. Die unentbehrlichen Nosoden werden Ihnen näher gebracht. Meister-Quellen: Hahnemann, T.F. Allen, Hering, u.a. werden zeitgemäß umgesetzt.

Das Praktische Repertorium von Ravi Roy
erfüllt die Bedingungen für die erfolgreiche homöopathische Verschreibung

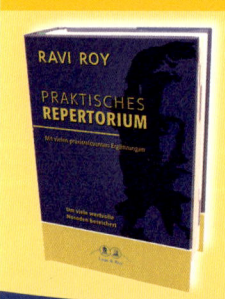

Die neue Generation von Repertorien!

Dies bahnbrechende Werk erleichtert die Repertorisation wesentlich. Als Grundlage diente das Kentsche Repertorium, das völlig neu übersetzt und der heutigen Ausdrucksweise angepaßt wurde. Viele Rubriken wurden in den Originalquellen überprüft und korrigiert. Das Werk wurde umfangreich ergänzt.

1355 S., gebunden, 3 Lesebändchen, Innenteil gedruckt in Blau plus 4 Schmuckfarben, Schutzumschlag, Sagenhaft: nur 135 €

Ravi Roy Lehr- und Forschungsinstitut für Homöopathie
D-82418 Murnau-Hagen · Tel. 08841/4555 · Fax 4298

HOMÖOPATHIE
AUSBILDUNG

Ravi Roy Lehr- und Forschungsinstitut für Homöopathie

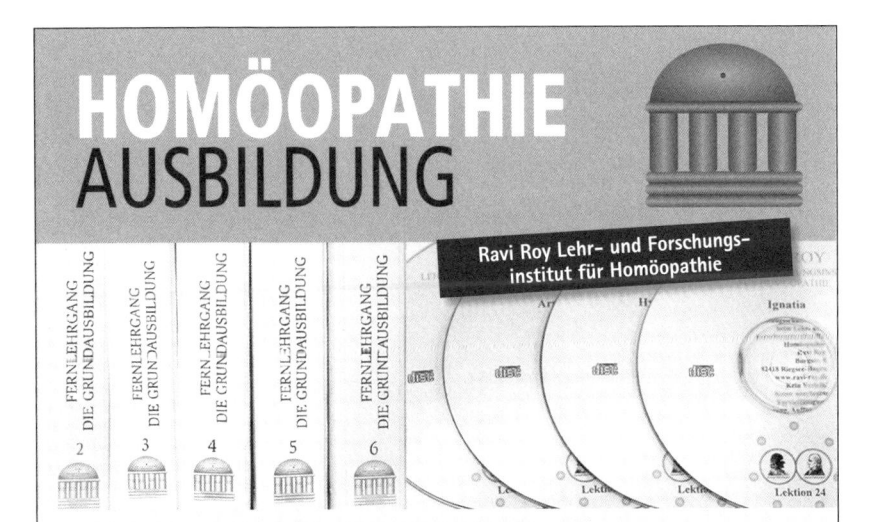

HOMÖOPATHIE VON ZU HAUSE AUS LERNEN!

Mit diesem LEHRGANG IM SELBSTSTUDIUM haben Sie die Chance, diese wunderbare Heilmethode von zu Hause aus zu erlernen. Ravi Roy, einer der renommiertesten Homöopathen, integriert seine 40-jährige Erfahrung auf diesem Gebiet optimal in den Lehrgang.

Sie erhalten über einen Zeitraum von drei Jahren ein solides homöopathisches Grundwissen, das nach den Lehren Dr. Samuel Hahnemanns aufgestellt wurde. Durch die praxisbezogenen Inhalte wird eine hervorragende Basis gelegt.

Schon nach 9-12 Monaten können Sie einfache Fälle homöopathisch behandeln. Am Ende der Grundausbildung erhalten Sie eine Bescheinigung. Sie können die Homöopathie anschließend ausüben, wenn Sie bereits Arzt oder Heilpraktiker sind.

Fordern Sie unseren aktuellen Seminarflyer an: homeopathy@ravi-roy.de

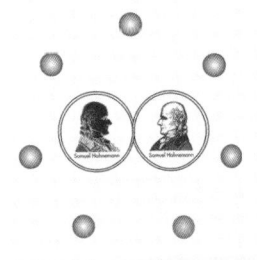

Anmeldung und Info:

Ravi Roy Lehr- und Forschungsinstitut für Homöopathie
82418 Riegsee-Hagen · Burgstraße 8 · Tel. 08841-4455
Fax 4298 · e-Mail: homeopathy@ravi-roy.de
www.ravi-roy.de

SURYA

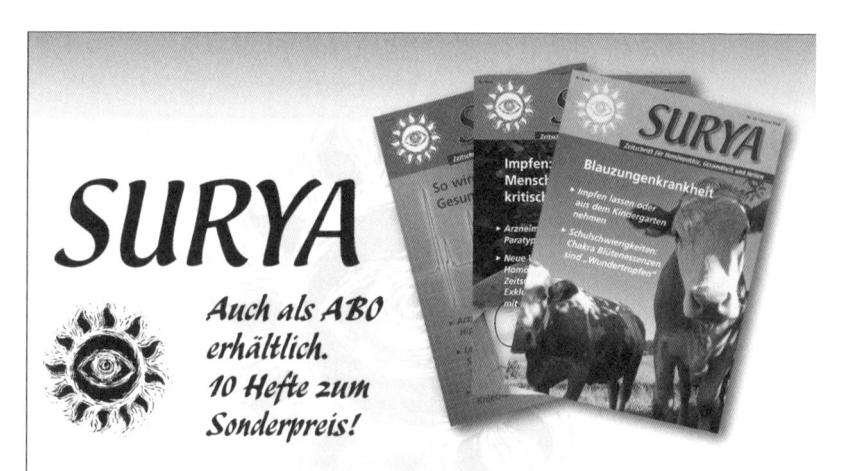

*Auch als ABO erhältlich.
10 Hefte zum Sonderpreis!*

Die **Zeitschrift „SURYA – für Homöopathie, Gesundheit und Heilen"**, welche Ihnen Arzneimittelbilder, Fallbeispiele, Berichte über unsere Forschungen, Chakrablüten Essenzen, Projekte und interessante aktuelle Nachrichten aus dem Gesundheitsbereich bringt. Erscheint 2-3x jährlich.

SURYA

Gesellschaft zur Verbreitung der Homöopathie e.V.

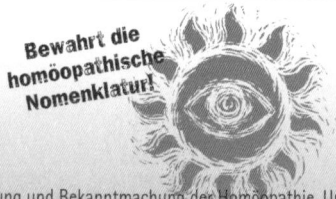

Bewahrt die homöopathische Nomenklatur!

Surya ist eine gemeinnützige Gesellschaft zur Verbreitung und Bekanntmachung der Homöopathie. Um dieses Ziel zu verwirklichen, hält Surya Seminare und Veranstaltungen für Therapeuten und Laien. Der Zweck der Gesellschaft besteht in der/dem:

- Forschung über homöopathische Prophylaxe- und Behandlungsmöglichkeiten
- Förderung der Arbeit mit Hilfsprojekten, z.B. in Afrika und Indien
- Aufklärungsarbeit auf dem Gebiet der Homöopathie und Prophylaxe
- Austausch zwischen Homöopathen auf internationaler Ebene

Als Mitglied erhalten Sie:
- die **Vereinszeitschrift „SURYA – für Homöopathie, Gesundheit und Heilen"**, welche Ihnen Arzneimittelbilder, Fallbeispiele, Berichte über unsere Forschungen, Chakrablüten Essenzen, Projekte und interessante aktuelle Nachrichten aus dem Gesundheitsbereich bringt. Erscheint 2-3x jährlich.
- eine Vergünstigung von 10% auf alle Seminare aus dem Hause Lage & Roy.

Der jährliche Beitrag von 60,00 Euro ist steuerlich abzugsfähig. Spenden sind willkommen!
VR Bank Murnau, Kto-Nr. 1843648, BLZ 70390000

Burgstr. 8 · 82418 Murnau-Hagen · Tel. 08841- 626 383 · Fax 4298 · surya@ravi-roy.de

Unsere Verlagsreihe:
HOMÖOPATHISCHER RATGEBER

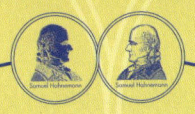

LAGE & ROY

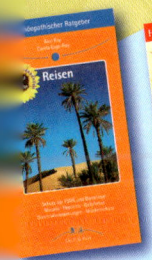

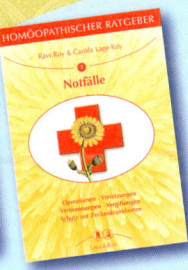

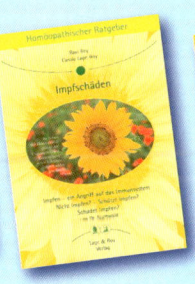

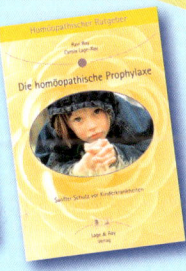

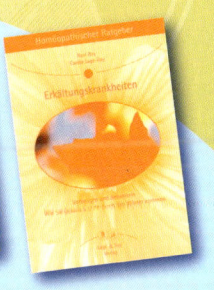

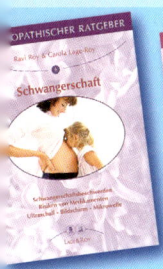

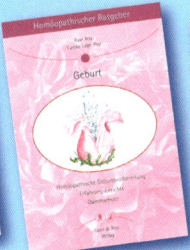

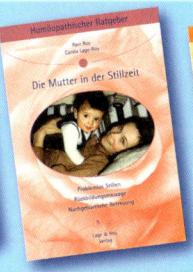

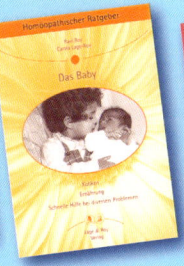

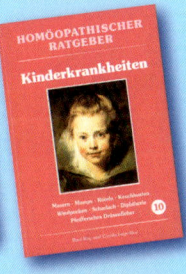

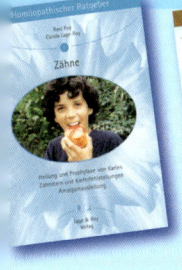

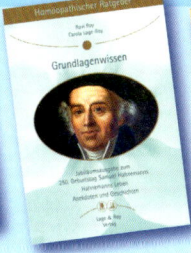

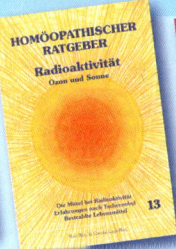

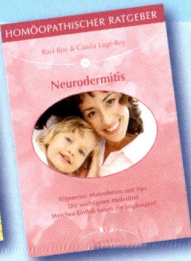

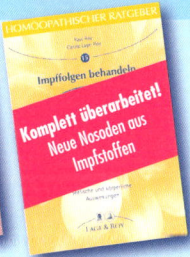

Seit 20 Jahren
führender Verlag für Homöopathie

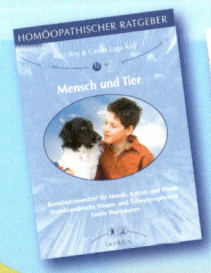

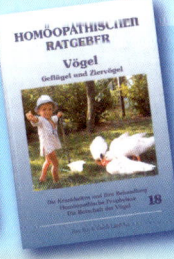

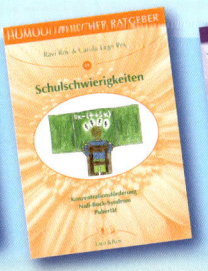

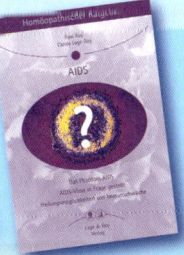

Fragen Sie auch nach weiteren Büchern und Produkten
aus unserem Verlag: www.lage-roy.de

Burgstraße 8 · D-82418 Murnau-Hagen · Tel. 08841/4455 · Fax 4298 · www.shop.lage-roy.de

Harmonie für Körper, Geist und Seele

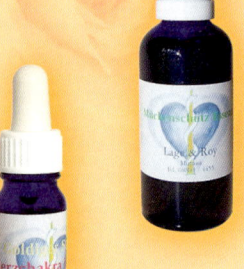

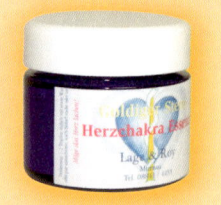

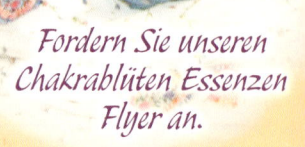

Fordern Sie unseren Chakrablüten Essenzen Flyer an.

Diese neuen Blütenessenzen wirken harmonisierend auf die Energiezentren im Organismus von Menschen, Tieren und Pflanzen. Sie unterstützen die homöopathische Behandlung und sind als Essenz, als Spray (Mückenessenz) oder Salbe erhältlich:

- Herzchakra Essenz „Goldiger Stern"
- Leberchakra Essenz
- Solarplexus Essenz
- Essenz des blauen Strahls
- Mückenessenz "Moor-Fee"
- Magnetische Essenz
- Juwel der Essenzen
- Tierchakra Essenz
- Pfad des Herzens
- Essenz Wiege des Herzens
- Princess Flower Essenz
- Kelch des Lebens

- Zell-Essenz
- Licht des Herzens
- Medulla Essenz
- Hüter der kosmischen Wahrheit
- Rad des Lebens
- Wurzelchakra Essenz
- Wald-Fee Essenz
- Jacumbo-Fee Essenz
- Balsam Essenz
- Schutz Essenz
- E-Smog Schutz-Essenz
- Sunrise Essenz

- Tränendes Herz
- Lachendes Herz
- Kniechakra Essenz
- Little Helper (Kleiner Helfer)
- Ball of Light (Lichtkugel)
- Weisheit des Herzens
- Bonding Essenz
- Venus Essenz
- Auferstehungs Essenz
- Glücks Essenz
- Essenz der Klarheit
- Schulterchakra Essenz

Chakrablüten Essenzen
VON CAROLA LAGE-ROY

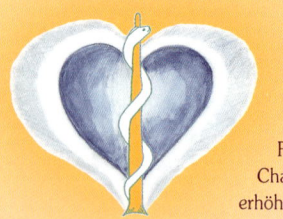

Carola Lage-Roy wurde Mitte der 90er Jahre die Entdeckung der Chakrablüten Essenzen zuteil, die die Chakren von Menschen, Tieren und Pflanzen harmonisieren. Chakra bedeutet auf Sanskrit Energiezentrum oder Lichttor zum Bewußtsein. Mit Hilfe der Essenzen ist es möglich, die Energie wieder zum Fließen zu bringen, wenn sie durch ein negatives Erlebnis blockiert wurde. Die Chakrablüten Essenzen wirken über die Chakren auf Körper, Geist und Seele und erhöhen das Bewusstsein.

www.shop.lage-roy.de oder per Telefon: **08841-4455**